整形美容术前须知速读

主　审	马玉芬　王晓军
主　编	李子榕　龙　笑
副主编	史妍萍
编　者	（按姓氏笔画排序）

丁文蕴　马伟光　马雪静　王　玲
王云艳　王靓雅　龙　笑　田　凌
史妍萍　刘　丹　刘　茜　刘志飞
孙　琦　李子榕　李荣盛　何　悦
佟　洋　张　伟　陈楚楚　段文利
俞楠泽　洪成伟　贾晓宏　高　颂
高　景　曹海茹　盛　敏　梁　爽
揭小燕　董　晨　董　琳　曾　昂
瞿秀琴

编写秘书　高　景

人民卫生出版社
·北京·

图书在版编目（CIP）数据

整形美容术前须知速读 / 李子榕，龙笑主编.
北京 ： 人民卫生出版社，2025. 5. -- ISBN 978-7-117
-37744-7

Ⅰ. R622

中国国家版本馆CIP数据核字第2025QP5063号

| 人卫智网 | www.ipmph.com | 医学教育、学术、考试、健康，购书智慧智能综合服务平台 |
| 人卫官网 | www.pmph.com | 人卫官方资讯发布平台 |

整形美容术前须知速读
Zhengxing Meirong Shuqian Xuzhi Sudu

主　　编：李子榕　龙　笑
出版发行：人民卫生出版社（中继线 010-59780011）
地　　址：北京市朝阳区潘家园南里 19 号
邮　　编：100021
E - mail：pmph @ pmph.com
购书热线：010-59787592　010-59787584　010-65264830
印　　刷：天津市光明印务有限公司
经　　销：新华书店
开　　本：710×1000　1/16　　印张：11
字　　数：174 千字
版　　次：2025 年 5 月第 1 版
印　　次：2025 年 5 月第 1 次印刷
标准书号：ISBN 978-7-117-37744-7
定　　价：55.00 元
打击盗版举报电话：**010-59787491**　E-mail：WQ @ pmph.com
质量问题联系电话：**010-59787234**　E-mail：zhiliang @ pmph.com
数字融合服务电话：**4001118166**　E-mail：zengzhi @ pmph.com

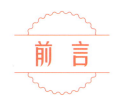

前　言

随着社会经济的蓬勃发展，人们对美的需求与日俱增、"变漂亮""更自信"的渴望更加迫切。因此，越来越多的人开始青睐医美技术，希望获得更多专业、可靠的信息，为个人量身打造"青春永驻"的方案。然而，医美市场的乱象和安全隐患屡见不鲜，作为专业的医护人员，最希望看到的是广大人民群众可以理性地看待整形美容技术，安全、健康地变美。基于此想法，我们编写了这本科普图书——《整形美容术前须知速读》，以科普化的表述、生动形象的漫画介绍整形美容外科常见的治疗方法、适应证及注意事项，希望广大民众用健康的审美眼光看待医疗过程，以良好的心理状态收获健康的、理想的整形美容效果，在变美的路上"医路顺风"。

北京协和医院整形美容外科是中华医学会整形外科学分会主任委员单位、中华护理学会整形护理专业委员会副主任委员单位，同时是国家整形美容专业医疗质量控制中心主任单位。本书的编写人员均为多年从事整形美容外科临床工作的专业同仁，具备扎实、丰富的临床经验。在本书的编写过程中，我们非常注重内容的实用性和可读性，全书系统梳理了整形美容外科开展的常见治疗方法，涵盖了激光、射频、黄金微针、注射等微创整形美容技术，身体各部位的整形外科手术项目，以及各器官缺损的修复重建等。图文并茂、通俗易懂。

最后，希望广大民众能树立正确的医美观，更加理性地选择安全的机构及适宜的整形美容方案。如读者在阅读、学习中遇到困惑，欢迎随时反馈给我们，以便我们对图书进行不断地修改和完善，使其内容越来越贴近社会、贴近临床、贴近民众需要。

　　本书内容仅供参考，具体细节请以就诊医疗机构主诊医师医嘱为准。

李子榕　龙　笑

2025年1月

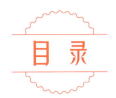

目　录

下篇 ←── 住院整形美容手术治疗篇 / 79

上篇

门诊整形
美容手术治疗篇

体表病灶切除术

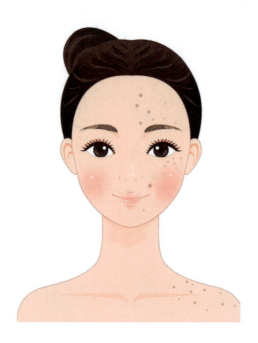

　　体表病灶切除术是通过整形外科手术将异常组织形成的肿物切除，恢复功能、重建形态的方法。既包括皮肤乳头状瘤、乳头状疣、皮脂腺囊肿、脂肪瘤、黑痣及老年性色素痣等良性肿物，也包括基底细胞癌、鳞状细胞癌、黑色素瘤等恶性肿瘤。

🔍 术前注意事项

　　1. 做好心理准备　您在手术前应与医生充分沟通，对体表病灶切除术的过程和预后效果有客观的认识，以平和的心态迎接手术。

　　2. 了解手术的风险　体表病灶切除术存在一定的客观风险，术后可能会出现红肿、疼痛、出血及瘢痕增生等症状，需要遵照医护人员的专业指导，通过一段时间的护理来恢复。术后如果出现感染、皮肤破溃或坏死、渐进性疼痛、异味及体温升高等症状，请您及时到正规医疗机构就诊，以得到正规诊治。

3．配合完成术前检查

（1）常规检查：包括血常规、凝血、输血八项等，以便了解您是否处于良好的身体状态，可以接受手术治疗。

（2）专科检查：建议您前往皮肤科进行病灶性质的判断，必要时行病理检查，明确肿物的良恶性，据此确定手术范围。

（3）术前照相：多角度收集病灶部位的清晰图片资料，供手术效果对比。

4．做好术前准备

（1）如自身患有心脏病、高血压、糖尿病等基础疾病者，出现发热、上呼吸道感染症状或月经来潮者，或者有药物过敏史者，请在术前与医生充分沟通，以便医生评估您能否实施手术，或者为您更换更适合的治疗方案。同时需要避开妊娠期。

（2）如果您长期服用抗凝、血管扩张等药物，应在术前询问医生是否需要暂时停药，以防止术中出血过多。

（3）术前1周应戒烟、戒酒。

（4）如果您的病灶周围有皮肤病或者炎症，应在治愈后再行手术。

（5）皮肤准备：为减少术后感染的风险，术前尽量保持术区皮肤清洁、干燥、完整。请您在术前1天刮除体表病灶周围的毛发，刮除范围应距离病灶外缘至少10cm。

（6）肠道准备：一般为局麻手术，请您在术前1日晚及术日晨进食少量易消化的食物。若为全麻手术，请遵医嘱进行肠道准备。

（7）手术当日您须携带本人有效证件（如身份证、护照等）来院办理相关手续。

术后注意事项

1．如何护理伤口 术后需保持伤口清洁、干燥，如有分泌物可用无菌棉签轻轻蘸去。根据手术部位的不同，医生会告诉您具体的拆线时间，通常常规面部手术为术后 5 ～ 7 天，躯干手术为术后 7 ～ 10 天，四肢手术为术后 10 ～ 14 天。拆线 1 ～ 2 天后伤口方可沾水，或者遵医嘱执行。拆线 1 周后遵医嘱使用抗瘢痕类药物预防瘢痕。

2．生活指导　术后 1 周内禁食辛辣、刺激性食物，忌烟、酒。术后 1 个月局部不宜用刺激性及有色素化妆品，术后 3 个月内防止强紫外线照射。

温馨提示

以上内容供参考，请以医嘱为准。

瘢痕切除术

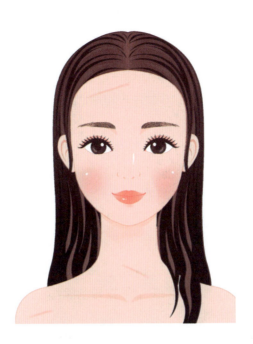

瘢痕切除术是将组织创伤后修复过程中所产生的瘢痕切除，达到修复创面、纠正畸形、解除瘢痕挛缩的目的。

🪞 术前注意事项

1. **做好心理准备** 您在手术前应与医生充分沟通，对瘢痕切除术的过程和预后效果有客观的认识，以平和的心态迎接手术。

2. **了解手术的风险** 瘢痕切除术存在一定的客观风险，术后伤口可能会出现局部肿胀、疼痛、瘢痕增生等症状，需要遵照医护人员的专业指导，通过一段时间的护理来恢复。术后如果出现感染、皮肤破溃或坏死、渐进性疼痛、异味、体温升高等症状，请您及时到正规医疗机构就诊，以得到正规诊治。

3．配合完成术前检查

（1）常规检查：包括血常规、凝血、输血八项等，以便了解您是否处于良好的身体状态，可以接受手术治疗。

（2）术前照相：多角度收集瘢痕的清晰图片资料，供手术效果对比。

4．做好术前准备

（1）如自身患有心脏病、高血压、糖尿病等基础疾病，出现发热、上呼吸道感染症状或月经来潮，存在瘢痕体质或者有药物过敏史，请在术前与医生充分沟通，以便医生评估您能否实施手术，或者为您更换更适合的治疗方案。同时需要避开妊娠期。

（2）术前请遵医嘱联系放疗科，便于后续治疗。

（3）如果长期服用抗凝、血管扩张等药物，应在术前询问医生是否需要暂时停药，以防止术中出血过多。

（4）术前1周应戒烟、戒酒。

（5）如果您的瘢痕周围有皮肤病或者炎症，应治愈后再行手术。

（6）皮肤准备：为减少术后感染的风险，术前尽量保持术区皮肤清洁、干燥、完整。请您术前1日按照护士的指导刮除瘢痕周围的毛发，并彻底清洁患处，尤其瘢痕处的污垢。

（7）肠道准备：一般为局麻手术，请您在术前1日晚及术日晨进食少量易消化的食物。若为全麻手术，请遵医嘱进行肠道准备。

（8）手术当日您须携带本人有效证件（如身份证、护照等）来院办理相关手续。

🖋 术后注意事项

1．如何护理伤口 术后保持伤口局部清洁干燥，如有分泌物可用无菌棉签轻轻蘸去。根据手术部位的不同，医生会告知您具体的拆线时间，通常常规面部手术为术后5～7天，躯干手术为术后7～10天，四肢手术为术后10～14天。拆线1～2天后伤口方可沾水，或者遵医嘱执行。术后需进行放疗的患者，拆线时间以医嘱为准，一般较常规拆线时间延后。拆线1周后可开始使用抗瘢痕擦剂或贴剂至少 6 个月，可有效预防瘢痕。

2．运动指导　术后避免做增加伤口张力的运动。张力较大的部位，应在医生的指导下佩戴弹力绷带或穿弹力衣加压包扎 1 ~ 3 个月，防止瘢痕增生。

3．生活指导　术后 1 周内禁食辛辣、刺激性食物，忌烟、酒。术后 1 个月伤口局部不宜使用刺激性及含有色素的化妆品。术后 3 个月内伤口处防止强紫外线照射。

温馨提示

以上内容供参考，请以医嘱为准。

整形美容手术拆线后提示

1. 待拆线 1 ~ 2 天后，伤口可沾水，或者遵医嘱执行。

2. 若有血痂，待其自然脱落。如果痂皮长时间不脱落，需预约手术医生复查。

3. 拆线 1 周或者痂皮完全脱落后，可以遵医嘱涂抹抗瘢痕药物或者使用瘢痕贴，持续半年左右。

4. 如果伤口有发痒，可以用手按压伤口，但不要去搔抓刺激伤口。如有线头漏出，无须紧张，来院请医生取出即可，或者在居家附近医院请医生处理。

5. 勿做增加伤口张力的运动，遵医嘱佩戴弹力绷带或穿弹力衣。

6. 保持积极乐观的心态，舒畅的心情，保证充足的睡眠。

7. 术后 1 个月伤口局部不宜用刺激性及含有色素的化妆品。

8. 3 个月内伤口处防止强紫外线照射。

温馨提示

以上内容供参考，请以医嘱为准。

A 型肉毒毒素注射美容术

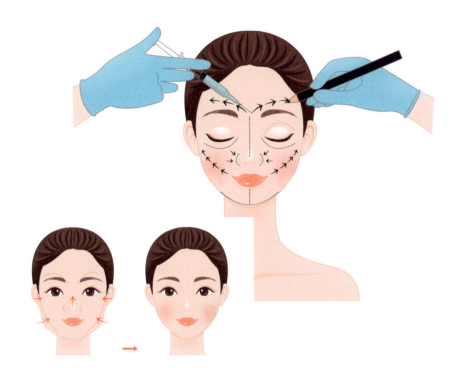

A 型肉毒毒素注射美容术是将 A 型肉毒毒素均匀注射到额部、眉间、眼角、咬肌及小腿等区域，达到改善皱纹、肌肉塑形的目的。

⊘ 术前注意事项

1. **做好心理准备**　您在注射前应与医生充分沟通，对注射的过程和治疗效果有客观的认识，以平和的心态接受注射。

2. **了解注射的风险**　注射后可能出现局部疼痛、红肿、瘙痒、淤青、出血、硬结、皮肤烧灼感、感觉异常等情况，需要遵照医护人员的专业指导，通过一段时间的护理来恢复。如果出现头晕、心慌、视物模糊等症状，请及时到正规医疗机构就诊，以得到正规诊治。

3. 做好注射准备

（1）如果您有发热、上呼吸道感染症状或月经来潮，有药物过敏史，或注射部位已注射过填充剂，长期服用抗凝药（阿司匹林、维生素 E），术前 2 周内服用氨基糖苷类抗生素，职业为演员或者运动员，请在注射前如实告知医生，以便您能够安全地接受治疗。

（2）如果您的注射部位有皮肤感染应治愈后再接受注射。

（3）如果您患有重症肌无力、兰伯特 - 伊顿肌无力综合征、重症上睑下垂，处于妊娠期或者哺乳期，严格禁止注射 A 型肉毒毒素。

（4）注射当日：①携带本人有效证件（如身份证、护照等）来院办理相关手续；②配合护理人员完成医学摄影，多角度收集注射部位的清晰图片资料，供注射效果对比；③注射前，您需适量进食，以预防在注射过程中因紧张引发低血糖等不适；④按照护士的指导彻底清洁注射区域；⑤遵医嘱涂抹麻药乳膏，在外敷麻药过程中，若局部出现红斑，或者感觉有疼痛、瘙痒等不适，请及时告知护士。

✎ 注射后注意事项

1. 如何进行局部活动　①为了促进药液均匀扩散，面部除皱注射后 1 小时内，建议每隔 15 分钟主动做抬眉、皱眉等肌肉运动；咬肌肥大注射后 30 分钟内咀嚼口香糖；②为了维持药效和避免肌肉乏力导致的安全问题，咬肌注射后尽量避免咀嚼硬物（牛肉干、槟榔、甘蔗等），小腿注射后尽量避免长跑。

2. 如何喝水进食　为了避免出现过敏反应，注射后 1 周内禁食辛辣、刺激食物及海鲜，忌烟、酒。

3. 如何护理注射部位

（1）注射后有淤青是正常现象，通常 1 周即可吸收。

（2）为了防止局部感染，4 ～ 6 小时后可用温水清洗注射区域，面部可以敷医用面膜，次日可正常护肤、化妆。

（3）注射后1～2周，如有眼睑下垂、注射部位紧绷及眉形改变等现象，不要紧张，随着肉毒毒素不断降解，这些情况可自愈，时间为1～2个月。

（4）为了避免药液扩散引起不必要的并发症，注射后2周内，注射部位禁止按摩、做光电治疗、热水洗脸、热敷、蒸桑拿、泡温泉、高温瑜伽。

4．何时再次注射　A型肉毒毒素的药效保持时间一般为4～6个月，希望保持效果者，可在治疗效果消失后再次接受注射，两次注射的间隔要大于3个月。

5．其他注意事项

（1）接受注射后，可能会感到稍有头痛，如果疼痛难忍，可以服用对乙酰氨基酚等镇痛药。

（2）注射后2周，不要服用氨基糖苷类抗生素（如链霉素、妥布霉素、阿米卡星、依替米星及庆大霉素等），因为以上抗生素会增加肉毒杆菌的毒性，可能会危害健康。

温馨提示

以上内容供参考，请以医嘱为准。

透明质酸注射美容术

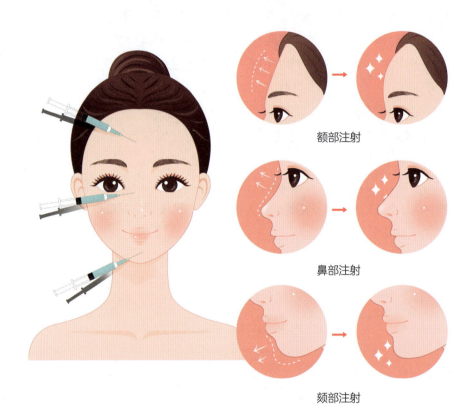

额部注射

鼻部注射

颏部注射

透明质酸注射美容术是将透明质酸注入体内，从而达到填充面部凹陷、局部轮廓塑形和皮肤年轻化等效果。

📖 术前注意事项

1. **做好心理准备**　您在注射前应与医生充分沟通，对注射的过程和治疗效果有客观的认识，以平和的心态接受注射。

2. **了解注射的风险**　注射后可能出现局部疼痛、红肿、瘙痒、淤青、出血、硬结、皮肤烧灼感、感觉异常及血管栓塞等情况，需要遵照医护人员的专业指导，通过一段时间的护理来恢复。如果出现疼痛持续加重、视物模糊及皮肤颜色改变等症状，请及时到正规医疗机构就诊，以得到正规诊治。

3．做好注射前准备

（1）如果您自身患有高血压、血液病、免疫性疾病（红斑狼疮）等基础病，有发热、上呼吸道感染、月经来潮、药物过敏史，或注射部位已注射过填充剂，长期服用抗凝药（阿司匹林、维生素 E 等），请在注射前如实告知医生，以便您能够安全地接受治疗。同时需避开妊娠期和哺乳期。

（2）如果您的注射部位患有皮肤感染，应治愈后再接受注射。

（3）注射当日：①您须携带本人有效证件（如身份证、护照等）来院办理相关手续；②配合护理人员完成医学摄影，多角度收集注射部位的清晰图片资料，供注射效果对比；③注射前，您需适量进食，以预防在注射过程中因紧张引发低血糖等不适；④按照护士的指导彻底清洁注射区域；⑤遵医嘱涂抹麻药乳膏，在外敷麻药过程中，若局部出现红斑，或者感觉有疼痛、瘙痒等不适，请及时告知护士。

✎ 注射后注意事项

1．如何护理注射部位

（1）为了防止局部感染，4 ~ 6 小时后温水清洁面部，可外敷医用面膜，次日可正常护肤、化妆。

（2）为了防止透明质酸扩散移位，注射后 2 周内避免按摩注射部位，不可做剧烈运动。

（3）为了防止透明质酸与皮肤组织结合前发生改变，注射后 1 周内，不应将注射部位暴露在日光浴、桑拿、温泉等高温环境下或极度寒冷的环境下，1 个月内，不可做光电治疗。

（4）注射后有淤青是正常现象，通常 1 周即可吸收。

2．如何喝水进食　为了防止过敏反应，请在注射后 1 周内禁食辛辣、刺激性、海鲜类食物，忌烟、酒。

3．何时再次注射 透明质酸会在人体内逐渐降解，降解时间为注射后 6 ～ 12 个月，治疗效果亦逐渐消失。希望保持填充效果者，可在治疗效果消失后再次接受注射。

温馨提示

以上内容供参考，请以医嘱为准。

激光体表病灶切除术

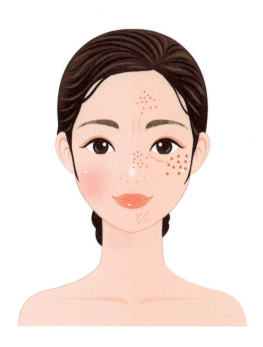

　　激光体表病灶切除术是通过光热效应使病灶及周围组织气化与切割，从而达到祛除良性色素痣、睑黄瘤、疣的效果。

🔎 治疗前注意事项

　　1. 做好心理准备　您在激光治疗前应与医生充分沟通，对治疗的过程和预后效果有客观的认识，以平和的心态迎接治疗。

　　2. 了解激光体表病灶切除术的风险　治疗后可能会出现局部红肿、渗出、凹陷及色素沉着等情况，需要遵照医护人员专业指导，经一段时间护理恢复。

　　3. 做好治疗前准备

　　（1）如果您有发热、上呼吸道感染症状或月经来潮，长期服用抗凝药（阿司匹林、维生素 E 等）、光敏剂（喹诺酮类、磺胺类、四环素类抗菌药物及口服避孕药等），请在治疗前如实告知医生，以便您能够安全地接受治疗。同时需避开妊娠期。

（2）如果您的治疗部位患有皮肤感染，应治愈后再做激光治疗。

（3）治疗前（至少1周）严禁暴晒治疗区域。如有暴晒情况或皮肤处于敏感期、过敏期，须低温修复皮肤状态。

（4）治疗当日：①您须携带本人有效证件（如身份证、护照等）来院办理相关手续；②配合护理人员完成医学摄影，多角度收集治疗部位的清晰图片资料，供治疗效果对比；③治疗前，您需适量进食，以预防在治疗过程中因紧张引发低血糖等不适；④按照护士的指导彻底清洁治疗区域；⑤遵医嘱涂抹麻药乳膏，涂抹厚度约1mm（1元硬币的厚度），在外敷麻药过程中，若局部出现红斑，或者感觉有疼痛、瘙痒等不适，请及时告知护士。

🏷 治疗后注意事项

1. 如何降温止痛　治疗后遵医嘱进行冷敷，以减轻疼痛和水肿，注意避免冻伤，通常不需要服用镇痛药。

2. 如何护理治疗区域

（1）伤口保持清洁，尽量避免沾水，痂皮脱落后方可沾水。

（2）剥脱创面可以使用表皮生长因子促进愈合，并可应用抗菌剂或抗生素软膏预防感染。

（3）忌用力搓揉或抓挠，直至痂皮脱落（一般为 7 ~ 10 天，根据治疗深度及个人情况而异）。

（4）痂皮脱落后皮肤可见嫩粉红色小坑，可能需 3 ~ 6 个月才能长平并恢复正常肤色，期间可选择性应用抗瘢痕增生类药物。

3. 如何防晒护理

（1）治疗后应避免日晒，减少色素沉着率，也可预防性外用减少黑色素形成的药物。

（2）痂皮脱落前推荐通过穿戴帽子、口罩、衣物等进行物理遮挡防晒；

痂皮脱落后新生皮肤呈嫩粉红色（持续1周至半年），可涂抹防晒霜（化学防晒推荐 PA++，夏季 SPF 50 以上，冬季 SPF 35 以上）及 BB 霜（粉底物理遮挡防晒）。

4．如何喝水进食 恢复期注意避免吃辛辣、刺激性、易诱发过敏的食物，忌烟、酒。

5．何时可以化妆 治疗后不宜化妆（医疗级产品除外），创面彻底愈合后可化妆。

6．其他注意事项

（1）1周内避免进行体育运动或任何其他可能导致治疗部位挫伤的活动。

（2）为了防止局部感染，1周内严禁蒸桑拿、泡澡、游泳。

温馨提示

以上内容供参考，请以医嘱为准。

光子嫩肤术

光子嫩肤术采用选择性光热作用，作用于色素或血管，改善皮肤色泽与细小皱纹，治疗色斑、痘印、红血丝等。

⊘ 治疗前注意事项

1. 做好心理准备　您在治疗前应与医生充分沟通，对光子嫩肤术过程和预后效果有客观的认识，以平和的心态迎接治疗。

2. 了解光子嫩肤术治疗的风险　治疗后可能会出现局部红肿、刺激瘙痒、表皮破损、水疱、色素沉着等情况，需要遵照医护人员专业指导，通过一段时间的护理来恢复。

3. 做好治疗前准备

（1）如果您有发热、上呼吸道感染症状或月经来潮，长期服用抗凝药（阿司匹林、维生素E等）、光敏剂（喹诺酮类、磺胺类、四环素类抗菌药物及口服避孕药等），请在治疗前如实告知医生，以便您能够安全地接受治疗。同时需避开妊娠期。

（2）如果您的治疗部位患有皮肤感染，应治愈后再做激光治疗。

（3）治疗前（至少1周）严禁暴晒治疗区域。如有暴晒情况或皮肤处于敏感期或过敏期，须低温修复皮肤状态。

（4）治疗前1周内避免使用酒精的制剂（包括含有酒精的化妆品，如化妆水等）及泡沫类、磨砂类洗面奶，注意脸部清洗要轻柔，减少刺激。

（5）治疗当日：①您须携带本人有效证件（如身份证、护照等）来院办理相关手续；②配合护理人员完成医学摄影，多角度收集治疗部位的清晰图片资料，供治疗效果对比；③治疗前，您需适量进食，以预防在治疗过程中因紧张引发低血糖等不适；④按照护士的指导彻底清洁治疗区域。

治疗后注意事项

1．如何降温止痛　治疗后遵医嘱进行冷敷，以减轻治疗后疼痛和水肿，注意避免冻伤，通常不需要服用镇痛药。

2．如何护理治疗区域

（1）治疗后局部应保持清洁，可配合使用保湿、抗炎修复功能敷料（医疗级面膜、凝胶），补充营养和水分，提高治疗效果，降低返黑率，也可预防性外用减少黑色素形成的药物。

（2）如有皮肤结痂，早期应尽量避免沾水。治疗后 5～7 天可沾水。忌用力搓揉或抓挠，避免早期强行移除痂皮，应待其自然脱落（一般为 7～14 天，根据治疗强度及个人情况而异）。

（3）若出现微小水疱，无须特殊处理，2～7 天可自行吸收。注意保护疱皮完整，避免水疱破裂；若水疱出现变大趋势，应及时就诊，进一步处理。

3．如何防晒护理

（1）治疗后应避免日晒，减少色素沉着率。

（2）痂皮脱落前推荐通过穿戴帽子、口罩、衣物等进行物理遮挡防晒，痂皮脱落后新生皮肤可能为嫩粉红色（持续 1 周至半年），可涂抹防晒霜（化学防晒推荐 PA++，夏季 SPF 50 以上，冬季 SPF 35 以上）及 BB 霜（粉底物理遮挡防晒）。

4．如何喝水进食　恢复期注意避免吃辛辣、刺激性、易诱发过敏的食物，忌烟、酒。

5．何时可以化妆　治疗后不宜化妆（医疗级产品除外），创面彻底愈合后可化妆。

6．其他注意事项

（1）1 周内避免体育运动或任何其他可能会导致治疗部位挫伤的活动。

（2）为了避免感染，1 周内严禁蒸桑拿、泡澡、游泳。

温馨提示

以上内容供参考，请以医嘱为准。

等离子体射频磨削术

等离子体是一种高温、高能量的物质状态，等离子体射频磨削术是通过电弧放电产生的高温等离子体切割、凝固或蒸发组织，从而达到治疗增生性瘢痕、瘢痕疙瘩、萎缩性表浅性瘢痕的目的。

🔍 治疗前注意事项

1. 做好心理准备 您在治疗前应与医生充分沟通，对等离子体射频磨削术治疗的过程和预后效果有客观的认识，以平和的心态迎接射频治疗。

2. 了解等离子体射频磨削术治疗的风险 由于个人年龄、体质等个体差异，恢复时间会有所不同。治疗后可能会出现局部感染、红肿、渗出、瘢痕及色素沉着等并发症，需要遵照医护人员专业指导，通过一段时间的护理来恢复。

3. 做好治疗前准备

（1）如果您患有心脏病、高血压、糖尿病等基础病，有发热、上呼吸道感染症状或月经来潮，长期服用抗凝药（阿司匹林、维生素 E 等）、光敏剂（喹诺酮类、磺胺类、四环素类抗菌药物及口服避孕药等），请在治疗前如实告知医生，以便您能够安全地接受治疗。同时需避开妊娠期。

（2）如果您的治疗部位患有皮肤感染，应治愈后再做激光治疗。

（3）治疗前（至少 1 周）严禁暴晒治疗区域，如有暴晒情况或皮肤处于敏感期或过敏期，须低温修复皮肤状态。

（4）治疗当日：①您须携带本人有效证件（如身份证、护照等）来院办理相关手续；②配合护理人员完成医学摄影，多角度收集治疗部位的清晰图片资料，供治疗效果对比；③治疗前，您需适量进食，以预防在治疗过程中因紧张引发低血糖等不适；④按照护士的指导彻底清洁治疗区域；⑤遵医嘱涂抹麻药乳膏，涂抹厚度约 1mm（1 元硬币的厚度），在外敷麻药过程中，若局部出现红斑，或者感觉有疼痛、瘙痒等不适，请及时告知护士。

治疗后注意事项

1．如何止痛护理　治疗后遵医嘱进行冷敷，以减轻术后疼痛和水肿，注意避免冻伤，通常不需要服用镇痛药。

2．如何护理治疗区域　治疗后注意保持治疗区域清洁，避免沾水。低能量治疗萎缩性表浅性瘢痕，7～10天可以沾水；高能量治疗瘢痕疙瘩、增生性瘢痕，痂皮脱落后可以沾水。忌用力搓揉或抓挠，直至痂皮自然脱落（一般7～14天，根据治疗深度及个人情况而异，如果联合放疗会延长痂皮脱落时间）。剥脱创面可以使用表皮生长因子促进愈合，并可应用抗菌剂或涂抹抗生素软膏预防感染。痂皮脱落后皮肤可呈嫩粉红色，可能需3～6个月才能恢复普通肤色；如治疗区域残留瘢痕组织，恢复后为瘢痕原有的色泽（白色、粉红色或颜色不均匀），期间可选择性应用预防瘢痕增生的药物。

3．如何防晒护理　激光后应避免日晒，减少色素沉着率。痂皮脱落前推荐通过穿戴帽子、口罩、衣物等进行物理遮挡防晒；痂皮脱落后新生皮肤为嫩粉红色（持续1周至半年），如条件允许应外涂防晒霜（化学防晒推荐 PA++，夏季 SPF 50 以上，冬季 SPF35 以上）及 BB 霜（粉底物理遮挡防晒），可预防性外用减少黑色素形成药物。

4．如何喝水进食　恢复期避免吃辛辣、刺激性、易诱发过敏的食物，忌烟、酒。

5．何时使用化妆品　治疗后局部不宜化妆（医疗级产品除外），创面彻底愈合好2周后可化妆。

6．问题处理　等离子体射频磨削术后如果对疗效不满意，请至正规医疗机构就诊，及时得到正规救治，避免严重并发症的发生。

温馨提示

以上内容供参考，请以医嘱为准。

激光脱毛术

激光脱毛术是基于激光的选择性光热作用，选择性对深色毛干或毛囊产生热破坏作用以实现脱毛效果。

🔍 治疗前注意事项

1. 做好心理准备　您在激光治疗前应与医生充分沟通，对治疗的过程和预后效果有客观的认识，以平和的心态迎接治疗。

2. 了解激光脱毛术的风险　治疗后可能会出现局部皮肤红肿，需要遵照医护人员专业指导，经一段时间的护理来恢复。

3. 做好治疗前准备

（1）如果您有发热、上呼吸道感染症状或月经来潮，长期服用抗凝药（阿司匹林、维生素 E 等）、光敏剂（喹诺酮类、磺胺类、四环素类抗菌药物及口服避孕药等），请在治疗前如实告知医生，以便您能够安全地接受治疗。同时需避开妊娠期。

（2）如果您的治疗部位患有皮肤感染，应治愈后再做激光治疗。

（3）治疗前（至少1周）严禁暴晒治疗区域。如有暴晒情况或皮肤处于敏感期或过敏期，须低温修复皮肤状态。

（4）治疗当日：①您须携带本人有效证件（如身份证、护照等）来院办理相关手续；②配合护理人员完成医学摄影，多角度收集治疗部位清晰图片资料，供治疗效果对比；③治疗前，您需适量进食，以预防在治疗过程中因紧张引发低血糖等不适；④按照护士的指导彻底清洁治疗区域；⑤治疗前需要将脱毛部位皮肤表面毛发刮除干净（避免拔除及刮破）；⑥遵医嘱涂抹麻药乳膏，涂抹厚度约1mm（1元硬币的厚度），在外敷麻药过程中，若局部出现红斑，或者感觉有疼痛、瘙痒等不适，请告知护士。

治疗后注意事项

1．如何降温止痛　治疗后遵医嘱进行冷敷，以减轻治疗后疼痛和水肿，注意避免冻伤，通常不需要服用镇痛药。

2．如何护理治疗区域　脱毛后当日避免应用过热的水清洗治疗区域，不要搔抓治疗区域皮肤，治疗后应避免日晒，减少色素沉着率。

3．其他注意事项

（1）1周内避免体育运动或任何其他可能会导致治疗部位挫伤的活动。

（2）为了防止局部感染，1周内严禁蒸桑拿、泡澡、游泳。

温馨提示

以上内容供参考，请以医嘱为准。

超皮秒激光治疗术

超皮秒激光治疗术是通过短波皮秒激光聚集能量击碎皮肤深层色素，使其变成可被人体吞噬的细胞排出体外，从而达到祛文身、祛色素、美白嫩肤、均匀肤色，改善痘印、毛孔粗大、细纹及瘢痕等治疗效果。

🔍 治疗前注意事项

1. 做好心理准备 您在激光治疗前应与医生充分沟通，对治疗的过程和预后效果有客观的认识，以平和的心态迎接治疗。

2. 了解超皮秒激光治疗术的风险 治疗后可能会出现局部表皮破皮或起泡、渗出、色素沉着等情况，需要遵照医护人员专业指导，通过一段时间的护理来恢复。

3. 做好治疗前准备

（1）如果您有发热、上呼吸道感染症状或月经来潮，长期服用抗凝药（阿司匹林、维生素 E 等）、光敏剂（喹诺酮类、磺胺类、四环素类抗菌药物及口服避孕药等），请在治疗前如实告知医生，以便您能够安全地接受治疗。同时需避开妊娠期。

（2）如果您的治疗部位患有皮肤感染，应治愈后再进行激光治疗。

（3）治疗前（至少 1 周）严禁暴晒治疗区域。如有暴晒情况或皮肤处于敏感期或过敏期，须低温修复皮肤状态。

（4）治疗 1 周内避免使用酒精的制剂（包括含有酒精的化妆品，如化妆水等）以及磨砂类洗面奶，注意脸部清洗要轻柔，减少刺激。

（5）治疗当日：①您须携带本人有效证件（如身份证、护照等）来院办理相关手续；②配合护理人员完成医学摄影，多角度收集治疗部位清晰图片资料，供治疗效果对比；③治疗前，您需适量进食，以预防在治疗过程中因紧张引发低血糖等不适；④按照护士的指导彻底清洁治疗区域；⑤遵医嘱涂抹麻药乳膏，涂抹厚度约 1mm（1 元硬币的厚度），在外敷麻药过程中，若局部出现红斑，或者感觉有疼痛、瘙痒等不适，请告知护士。

🖊 治疗后注意事项

1．如何降温止痛 治疗后遵医嘱进行冷敷，以减轻治疗后疼痛和水肿，注意避免冻伤，通常不需要服用镇痛药。

2．如何护理治疗区域

（1）治疗后可能会导致不适或疼痛。可能会立即出现白灰色变色，并持续几分钟至几天。在几天内其可能被红斑或散在出血点所替代。

（2）治疗后即可配合使用保湿、抗炎修复功能敷料（如医疗级面膜、凝胶），补充营养和水分，提高治疗效果，降低返黑率。

（3）结痂有时并不明显，忌用力搓揉或抓挠，避免早期强行去痂，应待其自然脱落（一般 1 ~ 2 周，根据治疗深度及个人情况而异）。

（4）治疗区域要保持清洁，避免沾水，不宜化妆（医疗级产品除外），一般 48 ~ 72 小时后可以清水温柔清洁，可酌情上妆（应选温和抗敏产品）。

（5）若出现微小水疱，无须特殊处理，2 ~ 7 天可自行吸收，注意保护疱皮完整，避免水疱破裂；若水疱出现变大趋势，应及时就诊，进一步处理。

3．如何防晒护理

（1）治疗后应避免日晒，减少色素沉着率。

（2）痂皮脱落前推荐通过穿戴帽子、口罩、衣物等进行物理遮挡防晒。痂皮脱落后或治疗后新生皮肤可能为嫩粉红色（持续 1 周至半年），如条件允许应外涂防晒霜（化学防晒推荐 PA++，夏季 SPF 50 以上，冬季 SPF 35 以上）及 BB 霜（粉底物理遮挡防晒），可预防性外用减少黑色素形成药物。

4．如何喝水进食 恢复期注意避免吃辛辣、刺激性、易诱发过敏的食物，忌烟、酒。

5．其他注意事项

（1）1 周内避免体育运动或任何其他可能会导致治疗部位挫伤的活动。

（2）为了防止局部感染，1周内严禁蒸桑拿、泡澡、游泳。

温馨提示

以上内容供参考，请以医嘱为准。

热拉提射频除皱术

热拉提射频除皱术是采用特定频率的射频电流，附加表皮冷却系统，精确加热真皮甚至更深层组织，产生立即性的组织收缩，以及长期的胶原蛋白新生，使局部紧肤除皱及塑形的技术。

治疗前注意事项

1. 做好心理准备 您在热拉提射频除皱术治疗前应与医生充分沟通，对治疗的过程和预后效果有客观的认识，以平和的心态迎接治疗。

2. 了解热拉提射频除皱术治疗的风险 治疗后可能会出现局部红肿、色素沉着、出痧及水疱等情况，需要遵照医护人员专业指导，通过一段时间的护理来恢复。

3. 做好治疗前准备

（1）如果您有心脏起搏器、自动除颤器等电子设备植入，治疗部位患有皮肤肿瘤、活跃性皮肤病、有金属植入，妊娠，禁止做热拉提射频治疗。

（2）如果您有发热、上呼吸道感染症状或月经来潮，长期服用抗凝药（阿司匹林、维生素 E 等）、光敏剂（喹诺酮类、磺胺类、四环素类抗菌药物及口服避孕药等），请在治疗前如实告知医生，以便您能够安全地接受治疗。

（3）如果您的治疗部位有皮肤感染，应治愈后再做射频治疗。

（4）治疗前（至少 1 周）严禁暴晒治疗区域。如有暴晒情况或皮肤处于敏感期或过敏期，须低温修复皮肤状态。

（5）治疗前若有注射、填充等其他治疗可能会加速药物的代谢。因此建议：①注射类（肉毒素），间隔 2 周左右；②填充类，间隔 1 个月；③填埋蛋白线，间隔 1 个月以上；④射频，间隔 2 周。

（6）治疗当日：①您须携带本人有效证件（如身份证、护照等）来院办理相关手续；②配合护理人员完成医学摄影，多角度收集治疗部位的清晰图片

27

资料，供治疗效果对比；③治疗前，您需适量进食，以预防在治疗过程中因紧张引发低血糖等不适；④按照护士的指导彻底清洁治疗区域。

🏷 治疗后注意事项

1．如何护理治疗区域

（1）治疗期间洗脸宜用正常水温，禁止冰敷。

（2）1周内每天一贴常温补水面膜。

（3）注意适当防晒。

（4）有可能伴有出痧（多见于皮肤敏感或凝血功能差者），常规3天左右消退，一般不需特殊处理。

（5）若出现微小水疱，无须特殊处理，2～7天可自行吸收，注意保护疱皮完整，避免水疱破裂；若水疱出现变大趋势，应及时就诊，进一步处理。

2．如何喝水进食

治疗后建议24小时内饮水7～8杯（350mL/杯），恢复期注意避免吃辛辣、刺激性、易诱发过敏的食物，避免服用光敏药物，忌烟、酒。

3．何时可以化妆

治疗后第2天正常洗脸、化妆。

4．其他注意事项

1周内避免体育运动或任何其他可能会导致治疗部位挫伤的活动。

温馨提示

以上内容供参考，请以医嘱为准。

染料激光治疗术

染料激光治疗术是利用选择性光热作用，促使血管闭塞，从而达到祛红的效果。

治疗前注意事项

1. 做好心理准备　您在激光治疗前应与医生充分沟通，对治疗的过程和预后效果有客观的认识，以平和的心态迎接激光治疗。

2. 了解染料激光治疗术的风险　治疗后可能会出现局部红肿、渗出、色素沉着等情况，需要遵照护理人员的专业指导，经一段时间的护理来恢复。

3. 做好治疗前准备

（1）如果您有发热、上呼吸道感染症状或月经来潮，长期服用抗凝药（阿司匹林、维生素 E 等）、光敏剂（喹诺酮类、磺胺类、四环素类、口服避孕药等），请在治疗前如实告知医生，以便您能够安全地接受治疗。同时需避开妊娠期。

（2）如果您的治疗部位患有皮肤感染，治愈后再做激光治疗。

（3）治疗前（至少 1 周）严禁暴晒治疗区域。如有暴晒情况或皮肤处于敏感期或过敏期，须低温修复皮肤状态。

（4）治疗当日：①您须携带本人有效证件（如身份证、护照等）来院办理相关手续；②配合护理人员完成医学摄影，多角度收集治疗部位清晰图片资料，供治疗效果对比；③治疗前，您需适量进食，以预防在治疗过程中因紧张引发低血糖等不适；④按照护士的指导彻底清洁治疗区域；⑤遵医嘱涂抹麻药乳膏，涂抹厚度约 1mm（1 元硬币的厚度），在外敷麻药过程中，若局部出现红斑，或者感觉有疼痛、瘙痒等不适，请告知护士。

治疗后注意事项

1．如何降温止痛　治疗后遵医嘱进行冷敷，以减轻治疗后疼痛和水肿，注意避免冻伤，通常不需要镇痛药。

2．如何护理治疗区域

（1）治疗后第 2 天可以用温水清洗治疗区域，若有散在出血点或水疱，建议 1 周后再清洗。

（2）若治疗区域出现散在出血点，通常在 3 ~ 7 天后消退。

（3）治疗后 1 周至 1 个月内治疗区域出现瘙痒，请勿抓挠。若有结痂，不要自行剥除结痂部位，保持干燥待其自行脱落即可。

（4）若出现微小水疱，无须特殊处理，2 ~ 7 天可自行吸收，注意保护疱皮完整，避免水疱破裂；若水疱出现变大趋势，应及时就诊，进一步处理。

3．如何喝水进食　1 周内避免吃辛辣、刺激性、易诱发过敏的食物，忌烟、酒。

4．如何防晒护理　治疗后请注意防晒，如条件允许应外涂防晒霜（化学防晒推荐 PA++，夏季 SPF 50 以上，冬季 SPF 35 以上）及 BB 霜（粉底物理遮挡防晒），可预防性外用减少黑色素形成药物。

5．其他注意事项

（1）1 周内避免体育运动或任何其他可能会导致治疗部位挫伤的活动。

（2）为了防止局部感染，1 周内严禁蒸桑拿、泡澡、游泳。

温馨提示

以上内容供参考，请以医嘱为准。

二氧化碳点阵激光治疗术

二氧化碳点阵激光治疗术通过点阵激光产生阵列排列的微小光束作用于真皮层，促进真皮胶原蛋白的生成和胶原纤维的重新排列，以达到肌肤治疗的效果。

◎ 治疗前注意事项

1. 做好心理准备　您在激光治疗前应与医生充分沟通，对治疗的过程和预后效果有客观的认识，以平和的心态迎接治疗。

2. 了解二氧化碳点阵激光治疗术的风险　治疗后可能会出现局部感染、红肿、渗出、色素沉着等情况，需要遵照医护人员的专业指导，通过一段时间的护理来恢复。

3. 做好治疗前准备

（1）如果您患有心脏病、高血压、糖尿病等基础病，有发热、上呼吸道感染症状或月经来潮，长期服用抗凝药（阿司匹林、维生素E等）、光敏剂（喹诺酮类、磺胺类、四环素类抗菌药物及口服避孕药等）、类维生素A（异维A酸等），请在治疗前如实告知医生，以便您能够安全地接受治疗。同时需避开妊娠期。

（2）如果您的治疗部位患有皮肤感染，应治愈后再做激光治疗。

（3）治疗前（至少1周）严禁暴晒治疗区域。如有暴晒情况或皮肤处于敏感期或过敏期，须低温修复皮肤状态。

（4）治疗当日：①您须携带本人有效证件（如身份证、护照等）来院办理相关手续；②配合护理人员完成医学摄影，多角度收集治疗部位清晰图片资料，供治疗效果对比；③治疗前，您需适量进食，以预防在治疗过程中因紧张引发低血糖等不适；④按照护士的指导彻底清洁治疗区域；⑤遵医嘱涂抹麻药乳膏，涂抹厚度约1mm（1元硬币的厚度），在外敷麻药过程中，若局部出现红斑，或者感觉有疼痛、瘙痒等不适，请告知护士。

治疗后注意事项

1. 如何降温止痛　治疗后遵医嘱进行冷敷，以减轻治疗后疼痛和水肿，注意避免冻伤，通常不需要镇痛药。

2. 如何护理治疗区域

（1）5 ~ 7天内避免暴力或洗面奶清洁创面。

（2）治疗期间注意做好补水工作（24小时后早晚使用无菌补水面膜持续1周，并且适当多饮水）。

（3）如有结痂，严禁用手抓挠，应待其自然脱落。

（4）若出现微小水疱，无须特殊处理，2 ~ 7天可自行吸收，注意保护疱皮完整，避免水疱破裂；若水疱出现变大趋势，应及时就诊，进一步处理。

3. 如何喝水进食　1周内忌辛辣、刺激性、易过敏（海鲜等）、发物（牛羊肉）及含色素（芹菜、苋菜等）等食物，不宜饮酒。

4. 如何防晒护理　治疗后应严格避免日晒（至少3个月），减少色素沉着率。痂皮脱落前推荐通过穿戴帽子、口罩、衣物等进行物理遮挡防晒。痂皮脱落后新生皮肤为嫩粉红色（持续1周至半年），可涂抹防晒霜（化学防晒推荐 PA++，夏季 SPF 50 以上，冬季 SPF 35 以上）及 BB 霜（粉底物理遮挡防晒），可预防性外用减少黑色素形成药物。

5. 其他注意事项

（1）治疗后可能产生的反应：①皮肤可能会出现红、肿、热、刺感，1 ~ 2天可自然消退；②若出现发痒、小丘疹等表现，保持清洁，数天后可自行消退。

（2）1周内禁用含香精、酒精等刺激性护肤品及功能性产品。

（3）为了防止局部感染，1周内严禁蒸桑拿、泡澡等高温环境及剧烈运动（出汗）。

温馨提示

以上内容供参考，请以医嘱为准。

二氧化碳私密激光治疗术

二氧化碳私密激光治疗术是利用二氧化碳激光强大的气化作用，呈点状刺激阴道黏膜及外阴皮肤，促使黏膜／皮肤胶原蛋白再生，达到阴道及外阴的治疗作用。

治疗前注意事项

1．做好心理准备 您在激光治疗前应与医生充分沟通，对激光的过程和预后效果有客观的认识，以平和的心态迎接激光治疗。

2．了解二氧化碳私密激光治疗术的风险 治疗后可能会出现局部红肿，需要遵照医护人员专业指导，通过一段时间的护理来恢复。

3．做好治疗前准备

（1）如果您长期服用抗凝药（阿司匹林、维生素 E 等）、光敏剂（喹诺酮类、磺胺类、四环素类抗菌药物及口服避孕药等），请在治疗前如实告知医生，以便您能够安全地接受治疗。

（2）如果您的治疗部位有皮肤感染，应治愈后再做激光治疗。

（3）治疗当月严格避孕，避开妊娠期，阴道治疗避开月经期。

（4）建议最佳治疗时间是经期后 3 ~ 7 天，至少距离下次经期 1 周。

（5）治疗前 3 天无性生活、阴道冲洗及用药等。

（6）治疗前检查：① TCT，以排除宫颈癌及癌前病变；②阴道分泌物常规检查，以排除急性炎症；③血化验，包括 HPV、甲肝病毒、乙肝病毒、丙肝病毒、HIV 及梅毒。

（7）治疗当日：①您须携带本人有效证件（如身份证、护照等）来院办理相关手续；②配合护理人员完成医学摄影，多角度收集治疗部位清晰图片资料，供治疗效果对比；③治疗前，您需适量进食，以预防在治疗过程中因紧张引发低血糖等不适；④按照护士的指导更换浴袍和拖鞋；⑤遵医嘱涂抹麻药乳膏，涂抹厚度约 1mm（1 元硬币的厚度），在外敷麻药过程中，若局部出现红斑，或者感觉有疼痛、瘙痒等不适，请告知护士。

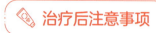 **治疗后注意事项**

1. **阴道内激光治疗后不良反应** 如压力性尿失禁、萎缩性阴道炎、阴道炎反复发作、阴道松弛及性生活不和谐等。

（1）如何护理治疗区域：治疗后 3 天内禁盆浴及泡温泉，穿棉质、宽松内裤。

（2）何时开始性生活：治疗 7 天后方可进行性生活。

2. **外阴激光治疗后不良反应** 如外阴色素沉着、外阴老化萎缩等。

（1）如何降温止痛：治疗后遵医嘱进行冷敷，以减轻术后疼痛和水肿，注意避免冻伤，通常不需要镇痛药。

（2）如何护理治疗区域：①治疗后第 1 天，使用无菌纱布和盐水进行彻底、温和的皮肤清洁。每次清洁或沐浴后，涂抹医用润肤霜或遵医嘱使用抗生素软膏。每天要进行 2～3 次，直到康复（4～7 天）；②需要继续进行 2～5 个月正常的皮肤护理，保湿；③治疗后 3 天禁盆浴及温泉；④治疗后 3～4 天，减少摩擦，避免剧烈运动；⑤建议穿着棉质、宽松内裤，避免穿过紧的裤子，让治疗区域尽可能多地透气，这样可促进毛发重新生长和康复。

（3）何时可以性生活：治疗 7 天后方可进行性生活。

温馨提示

以上内容供参考，请以医嘱为准。

黄金微针射频治疗术

黄金微针射频治疗术是利用微针探头刺入皮肤释放能量，促进胶原蛋白再生和重组，有效改善面部皱纹、痘印，治疗妊娠纹、膨胀纹等问题。

◎ 治疗前注意事项

1. 做好心理准备　您在黄金微针射频治疗术治疗前应与医生充分沟通，对治疗的过程和预后效果有客观的认识，以平和的心态迎接治疗。

2. 了解黄金微针射频治疗术的风险　治疗后可能会出现局部感染、红肿、渗出及色素沉着等情况，需要遵照医护人员专业指导，通过一段时间的护理来恢复。

3. 做好治疗前准备

（1）如果您有发热、上呼吸道感染症状或月经来潮，长期服用抗凝药（阿司匹林、维生素 E 等）、光敏剂（喹诺酮类、磺胺类、四环素类抗菌药物及口服避孕药等），请在治疗前如实告知医生，以便您能够安全地接受治疗。同时需避开妊娠期。

（2）如果您的治疗部位患有皮肤感染，应治愈后再做射频治疗。

（3）治疗前（至少 1 周）严禁暴晒治疗区域。如有暴晒情况或皮肤处于敏感期或过敏期，须低温修复皮肤状态。

（4）治疗当日：①您须携带本人有效证件（如身份证、护照等）来院办理相关手续；②配合护理人员完成医学摄影，多角度收集治疗部位的清晰图片资料，供治疗效果对比；③治疗前，您需适量进食，以预防在治疗过程中因紧张引发低血糖等不适；④按照护士的指导彻底清洁治疗区域；⑤遵医嘱涂抹麻药乳膏，涂抹厚度约 1mm（1 元硬币的厚度），若局部出现红斑，或者感觉有疼痛、瘙痒等不适，请及时告知护士。

治疗后注意事项

1. 如何降温止痛　治疗后遵医嘱进行冷敷，以减轻治疗后疼痛和水肿，注意避免冻伤，通常不需要镇痛药。

2. 如何护理治疗区域

（1）治疗后8小时内尽量不清洗，可用生理盐水进行清洁，可敷无菌面膜，8小时后可清水清洗，24小时后可用洗面奶等温和洗剂。

（2）遵医嘱涂抹生长因子类修复产品。

（3）若出现微小水疱，无须特殊处理，2~7天可自行吸收，注意保护疱皮完整，避免水疱破裂；若水疱出现变大趋势，应及时就诊，进一步处理。

3. 如何防晒护理　严格防晒，选用安全性高、防晒效果佳的防晒产品，以及其他防晒措施，如打遮阳伞、戴遮阳帽及太阳镜等。

4. 其他注意事项

（1）1周内避免剧烈运动。

（2）为了防止局部感染，1周内严禁蒸桑拿、泡澡、游泳。

温馨提示

以上内容供参考，请以医嘱为准。

眉提升术

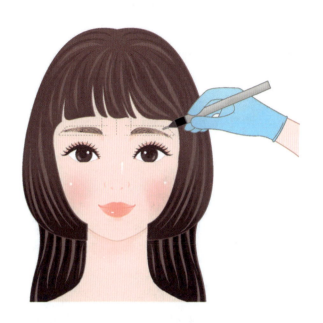

　　眉提升术是通过眉上或眉下切口，切除少量皮肤或部分不规则眉毛，可上提眉毛或上睑皮肤，达到调整眉形和改善上睑皮肤松弛的效果。

🔍 术前注意事项

　　1. **做好心理准备**　您在手术前应与医生充分沟通，对手术的过程和预后效果有客观的认识，以平和的心态迎接手术。

　　2. **了解手术的风险**　手术存在一定的客观风险，眉提升术后眶周可能会出现局部疼痛、红肿、瘢痕增生等症状，需要遵照医护人员的专业指导，通过一段时间的护理来恢复。伤口愈合是一个渐进的过程，伤口发红会持续一段时间，3～6个月才会呈现最终效果。术后如果对眉形不满意，或者出现感染、血肿等症状，请到正规医疗机构就诊，以得到正规诊治。

3. 配合完成术前检查

（1）常规检查：包括血常规、凝血、输血八项等，以便了解您是否处于良好的身体状态，可以接受手术治疗。

（2）术前照相：多角度收集面部清晰图片资料，供手术效果对比。

4. 做好术前准备

（1）如自身患有心脏病、高血压、糖尿病等基础病，出现发热、上呼吸道感染症状及月经来潮，或者有药物过敏史，请在术前与医生充分沟通，以便医生评估您能否实施手术，或者为您更换更适合的治疗方案。同时需避开妊娠期。

（2）如果长期服用抗凝、血管扩张等药物，应在术前询问医生是否需要暂时停药，以防止术中出血过多。

（3）术前 1 周应戒烟、戒酒。

（4）如果您的眼周组织有急／慢性感染，应治愈后再行手术。

（5）皮肤准备：为减少术后感染的风险，尽量保持眉周皮肤清洁、干燥。

（6）肠道准备：一般为局麻手术，请您在术前 1 日晚及术日晨进食少量易消化的食物；如为全麻手术，请遵医嘱进行肠道准备。

（7）手术当日您须携带本人有效证件（如身份证、护照等）来院办理相关手续。

术后注意事项

1. 如何护理伤口 手术完毕请按照护士的指导用双手掌根部适当用力按压伤口敷料 20 ～ 30 分钟后再离开。术后 24 小时内局部冷敷可减轻伤口肿胀，缓解疼痛。将冰袋放于术区敷料外冰敷，每次 15 分钟，间隔 30 分钟 1 次。手术后的第 1 天早晨您就可以轻轻地将术区敷料取下，暴露伤口，自然睁眼，如有分泌物可用无菌棉签轻轻蘸去，保持伤口清洁干燥，遵医嘱来院或者自行换药。术后一般 5 ～ 7 天拆线，拆线 1 ～ 2 天后方可沾水，或者遵医嘱执行。

2．生活指导　术后 1 周内您要禁食辛辣、刺激性食物，忌烟、酒。术后 1 个月局部不宜用刺激性及有色素的化妆品。3 个月内防止强紫外线照射。

温馨提示

以上内容供参考，请以医嘱为准。

重睑成形术

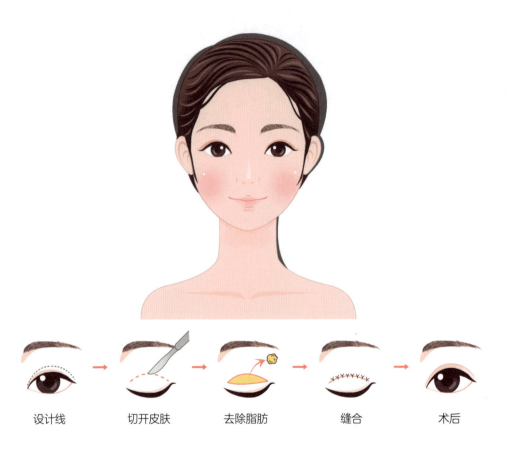

设计线   切开皮肤   去除脂肪   缝合   术后

重睑俗称"双眼皮"，重睑成形术是用缝线法将上眼睑的组织与上睑皮肤形成粘连产生重睑，或是沿着提前设计的重睑线做切口，切除多余组织，再缝合固定形成重睑的手术。

术前注意事项

1. 做好心理准备 您在手术前应与医生充分沟通，对手术的过程和预后效果有客观的认识，以平和的心态迎接手术。

2．了解手术风险 手术存在一定的客观风险，重睑成形术后眼周可能会出现局部红肿、疼痛等症状，需要遵照医护人员的专业指导，通过一段时间的护理来恢复。术后如果对眼睑外形不满意，或者出现感染、血肿、上睑凹陷及上睑下垂等症状，请到正规医疗机构就诊，以得到正规诊治。

3．配合完成术前检查

（1）常规检查：包括血常规、凝血、输血八项等，以便了解您是否处于良好的身体状态，可以接受手术治疗。

（2）术前照相：多角度收集面部清晰图片资料，供手术效果对比。

4．做好术前准备

（1）如自身患心脏病、高血压、糖尿病等基础疾病，出现发热、上呼吸道感染症状及月经来潮，或者有药物过敏史，请在术前与医生充分沟通，以便医生评估您能否实施手术，或者为您更换更适合的治疗方案。同时需避开妊娠期。

（2）如果长期服用抗凝、血管扩张等药物，应在术前询问医生是否需要暂时停药，以防止术中出血过多。

（3）术前 1 周应戒烟、戒酒。

（4）如您患有急性结膜炎、睑缘炎、严重沙眼等眼疾，应治愈后再行手术。

（5）皮肤准备：为减少术后感染的风险，尽量保持眼部区域皮肤清洁、干燥。

（6）肠道准备：一般为局麻手术，请您在术前 1 日晚及术日晨进食少量易消化的食物；如为全麻手术，请遵医嘱进行肠道准备。

（7）手术当日您须携带本人有效证件（如身份证、护照等）来院办理相关手续。

术后注意事项

1．如何护理伤口 手术完毕请按照护士的指导用双手掌根部适当用力按压伤口敷料 20 ～ 30 分钟后再离开。24 小时内局部冷敷可减轻伤口肿胀，缓解疼痛。将冰袋放于术区敷料外冰敷，每次 15 分钟，间隔 30 分钟 1 次。如有感觉术区胀痛请及时回医院处理。手术后的第 1 天早晨您就可以轻轻地将术区敷料取下，暴露伤口，自然睁眼，如有分泌物可用无菌棉签轻轻蘸去，保持伤口清洁干燥，遵医嘱来院或者自行换药。术后 5 ~ 7 天伤口拆线，拆线 1 ~ 2 天后伤口方可沾水，或者遵医嘱执行。短期内手术区域可能会局部青紫、水肿，不必紧张，半个月内渐退。伤口处留有的红色线状瘢痕，半年内渐退。

2. 生活指导　手术当天不宜看书报、电脑、电视，避免视觉疲劳。术后 1 周内禁食辛辣、刺激性食物，忌烟、酒。术后 1 个月局部不宜用刺激性及有色素的化妆品。术后 3 个月内防止强紫外线照射。

温馨提示

以上内容供参考，请以医嘱为准。

下睑袋整形术

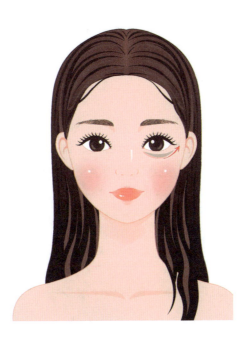

　　下睑袋整形术可经皮肤入路（外路法）或经结膜入路（内路法）。经皮肤入路下睑成形术通过距下睑缘 2mm 左右的手术切口，去除下眼睑多余的脂肪，修剪多余的皮肤和肌肉，松解泪沟，从而改善衰老、疲惫的外观。年轻的患者也可采用经结膜入路下睑成形术去除下睑眶隔脂肪，术后皮肤表面不留瘢痕。

🪞 术前注意事项

　　1. 做好心理准备　您在手术前应与医生充分交流，对手术的过程和预后效果有客观的认识，以平和的心态迎接手术。

　　2. 了解手术的风险　手术存在一定的客观风险，下睑袋整形术后眼睑可能会出现局部疼痛、红肿等症状，需要遵照医护人员的专业指导，通过一段时间的护理来恢复。术后如果对眼睑外形不满意，或者出现眼睛严重不适、下睑凹陷、下睑外翻等症状，请到正规医疗机构就诊，以得到正规诊治。

3．配合完成术前检查

（1）常规检查：包括血常规、血生化、凝血及输血八项等，心电图检查，胸部 X 线片等，以便了解您是否处于良好的身体状态，可以接受手术治疗。

（2）术前照相：多角度收集眼部清晰图片资料，供手术效果对比。

4．做好术前准备

（1）如自身患心脏病、高血压、糖尿病等基础疾病，出现发热、上呼吸道感染症状及月经来潮，或者有药物过敏史，请在术前与医生充分沟通，以便医生评估您能否实施手术，或者为您更换更适合的治疗方案。同时需避开妊娠期。

（2）如果长期服用抗凝、血管扩张等药物，应在术前询问医生是否需要暂时停药，以防止术中出血过多。

（3）术前 1 周应戒烟、戒酒。

（4）如果您患有急性结膜炎、睑缘炎、严重沙眼等眼疾，应治愈后再行手术。

（5）皮肤准备：为减少术后感染的风险，尽量保持眼周皮肤清洁、干燥。

（6）肠道准备：一般为局麻手术，请您在术前 1 日晚及术日晨进食少量易消化的食物；如为全麻手术，请遵医嘱进行肠道准备。

（7）手术当日您须携带本人有效证件（如身份证、护照等）来院办理相关手续。

🔖 术后注意事项

1．如何护理伤口 手术完毕请按照护士的指导用双手掌根部适当用力按压伤口敷料 20 ～ 30 分钟后再离开。24 小时内可局部冷敷减轻伤口肿胀，缓解疼痛。将冰袋放于术区敷料外冰敷，每次 15 分钟，间隔 30 分钟 1 次。如有感觉术区胀痛请及时回医院处理。手术后的第 1 天早晨您就可以轻轻地将术区敷料取下，暴露伤口，自然睁眼睛，如有分泌物可用无菌棉签轻轻蘸去，保持伤口清洁干燥，遵医嘱来院或者自行换药。术后 5 ~ 7 天伤口拆线，拆线 1 ~ 2 天后伤口方可沾水，或者遵医嘱执行。短期内手术区可能会局部青紫、水肿，不必紧张，半个月内渐退。伤口处留有的红色线状瘢痕，半年内渐退。

2. 生活指导　术后 1 周内禁食辛辣、刺激性食物，忌烟、酒。手术当天您不宜看书报、电脑、电视，避免视觉疲劳。术后 1 个月局部不宜用刺激性及有色素的化妆品。术后 3 个月内防止强紫外线照射。

温馨提示

以上内容供参考，请以医嘱为准。

隆鼻术

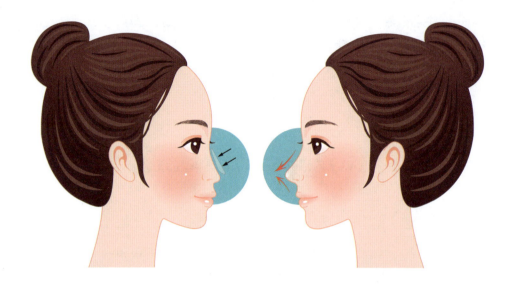

　　隆鼻术是在鼻部填充自体或异体材料以垫高鼻子，达到改善鼻部外形的目的。

术前注意事项

　　1. **做好心理准备**　您在手术前应与医生充分沟通，对手术的过程和预后效果有客观的认识，以平和的心态迎接手术。

　　2. **了解手术的风险**　手术存在一定的客观风险，隆鼻术后鼻部可能会出现局部肿胀、呼吸不畅、瘢痕增生等症状，需要遵照医护人员的专业指导，通过一段时间的护理来恢复。术后如果对鼻部外形不满意，或出现感染、皮肤破溃或坏死、假体移位或外露、异物反应等症状，请及时到正规医疗机构就诊，以得到正规诊治。

3．配合完成术前检查

（1）常规检查：包括血常规、凝血、输血八项等，以便了解您是否处于良好的身体状态，可以接受手术治疗。

（2）专科检查：包括鼻部局部影像学检测，如 CT 三维重建、MRI 等，目的是提前了解您的鼻骨、鼻中隔、鼻道等详细情况。如您有鼻部通气障碍，需要进行鼻部 CT 检查，如仍无法明确通气障碍原因，需要提前完善耳鼻喉科医生会诊。

（3）术前照相：多角度收集鼻部清晰图片资料，供手术效果对比。

4．做好术前准备

（1）如自身患心脏病、高血压、糖尿病等基础疾病，出现发热、上呼吸道感染症状及月经来潮，或者药物过敏史，请在术前与医生充分沟通，以便医生评估您能否实施手术，或者为您更换更适合的治疗方案。同时需避开妊娠期。

（2）如果长期服用抗凝、血管扩张等药物，应在术前询问医生是否需要暂时停药，以防止术中出血过多。

（3）术前 2 周应戒烟、戒酒。

（4）如果您的鼻部患有炎症，应治愈后再行手术。

（5）皮肤准备：为减少术后感染的风险，请术前保持鼻部皮肤清洁、干燥、完整。您需按护士的指导修剪鼻毛，并彻底清洁面部和鼻腔。

（6）肠道准备：一般为局麻手术，请您在术前 1 日晚及术日晨进食少量易消化的食物；如为全麻手术，请遵医嘱进行肠道准备。

（7）手术当日您须携带本人有效证件（如身份证、护照等）来院办理相关手续。

🩹 **术后注意事项**

1．如何护理伤口 24 小时内局部冷敷可减轻伤口肿胀，以缓解疼痛。将冰袋放于术区敷料外冰敷，每次 15 分钟，间隔 30 分钟 1 次。术后保持伤口局部清洁干燥，如有分泌物可用无菌棉签轻轻蘸去。遵医嘱术后第 1 天来院或者自行换药，一般术后 7 天伤口拆线，拆线后 1 ~ 2 天伤口方可沾水，或者遵医嘱执行。鼻部术后的青紫、瘀斑一般 2 周左右消退，但鼻部整体完全消肿则需 3 个月左右，您需要耐心等待鼻部恢复，并在日常生活中细心护理。

2．如何保护鼻部 术后 2 周内处于愈合恢复的关键阶段，避免用力触摸、挤压、碰撞鼻部。1 个月内不宜戴框架眼镜，防止假体移位。

3．生活指导 术后 3 个月内禁食辛辣、刺激性食物，忌烟、酒。

鼻头整形术

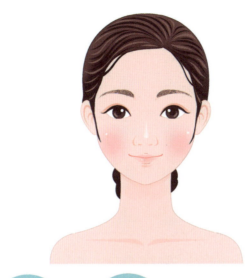

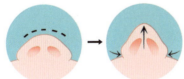

鼻翼外扩整形

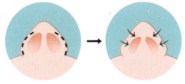

鼻孔缩小整形

鼻翼整形

鼻尖成形手术

鼻头整形术包括对鼻翼软骨及鼻头皮肤过度增生所致鼻端肥大施行的缩小性整形术，以及对鼻头缺损施行的修复整形术。

🔍 术前注意事项

1. 做好心理准备 您在手术前应与医生充分沟通，对手术的过程和预后效果有客观的认识，以平和的心态迎接手术。

2. 了解手术风险 手术存在一定的客观风险，鼻头整形术后鼻部可能会出现局部肿胀、呼吸不畅、瘢痕增生等症状，需要遵照医护人员的专业指导，通过一段时间的护理来恢复。术后如果对鼻部外形不满意，或出现感染、皮肤破溃或坏死等症状，请及时到正规医疗机构就诊，以得到正规诊治。

3. 配合完成术前检查

（1）常规检查：包括血常规、凝血、输血八项等，以便了解您是否处于良好的身体状态，可以接受手术治疗。

（2）专科检查：包括鼻部局部影像学检测，如 CT 三维重建、MRI 等，目的是提前了解您的鼻骨、鼻中隔、鼻道等详细情况。如您有鼻部通气障碍，需要进行鼻部 CT 检查，如仍无法明确通气障碍原因，需要提前完善耳鼻喉科医生会诊。

（3）术前照相：多角度收集鼻部清晰图片资料，供手术效果对比。

4. 做好术前准备

（1）如自身患有心脏病、高血压、糖尿病等基础疾病，出现发热、上呼吸道感染症状及月经来潮，或者有药物过敏史，请在术前与医生充分沟通，以便医生评估您能否实施手术，或者为您更换更适合的治疗方案。同时需避开妊娠期。

（2）如果长期服用抗凝、血管扩张等药物，应在术前询问医生是否需要暂时停药，以防止术中出血过多。

（3）术前 2 周应戒烟、戒酒。

（4）如果您的鼻部患有炎症，应治愈后再行手术。

（5）皮肤准备：为减少术后感染的风险，请术前保持鼻部皮肤清洁、干燥、完整。您需按护士的指导修剪鼻毛，并彻底清洁面部和鼻腔。

（6）肠道准备：一般为局麻手术，请您在术前 1 日晚及手术日晨进食少量易消化的食物；如为全麻手术，请遵医嘱进行肠道准备。

（7）手术当日您须携带本人有效证件（如身份证、护照等）来院办理相关手续。

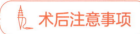 **术后注意事项**

1. 如何护理伤口　24 小时内局部冷敷可减轻伤口肿胀，缓解疼痛。将冰袋放于术区敷料外冰敷，每次 15 分钟，间隔 30 分钟 1 次。术后保持伤口局部清洁干燥，如有分泌物可用无菌棉签轻轻蘸去。遵医嘱术后第 1 天来院或者自行换药，一般术后 7 天伤口拆线，拆线 1～2 天后伤口方可沾水，或者遵医嘱执行。鼻部术后的青紫、瘀斑一般 2 周左右消退，但鼻部整体完全消肿则需 3 个月左右，您需要耐心等待鼻部恢复，并在日常生活中细心护理。

2. 如何保护鼻部　术后 2 周内处于愈合恢复的关键阶段，避免用力触摸、挤压、碰撞鼻部。术后使用 3M 胶带对鼻头进行加压塑形，术后 1 个月可以佩戴鼻夹，减少瘢痕增生的同时促进鼻头更快速地恢复。

3. 生活指导　术后 3 个月内禁食辛辣、刺激性食物，忌烟、酒。

温馨提示

以上内容供参考，请以医嘱为准。

唇部整形美容术

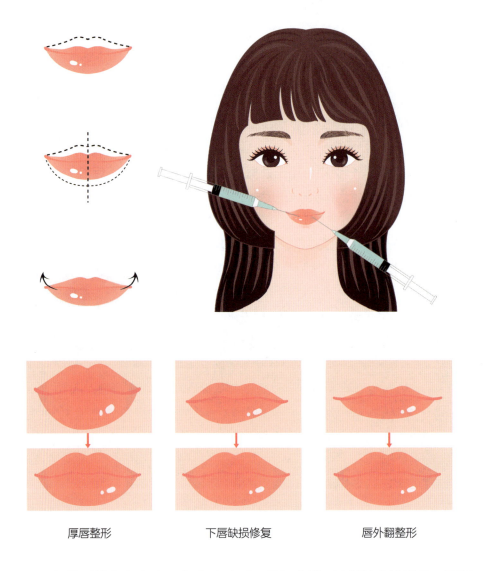

厚唇整形　　　　　下唇缺损修复　　　　　唇外翻整形

　　唇部整形美容术是采用"Z"字改形、局部皮瓣、注射等方法进行口唇部畸形矫正的修复手术。适用于唇部外伤、畸形及对唇部外形不满意的患者。

术前注意事项

1．做好心理准备　您在手术前应与医生充分沟通，对手术的过程和预后效果有客观的认识，以平和的心态迎接手术。

2．了解手术的风险　手术存在一定的客观风险，唇部整形美容术后可能会出现局部红肿、疼痛、出血及瘢痕增生等症状，需要遵照医护人员的专业指导，通过一段时间的护理来恢复。术后如果出现出血不止、感染、皮肤破溃或坏死、伤口外露及剧烈疼痛等症状，请您及时到正规医疗机构就诊，以得到正规诊治。

3．配合完成术前检查

（1）常规检查：包括血常规、凝血、输血八项等，以便了解您是否处于良好的身体状态，可以接受手术治疗。

（2）术前照相：多角度收集口唇部位清晰图片资料，供手术效果对比。

4．做好术前准备

（1）如自身患有心脏病、高血压、糖尿病等基础疾病，出现发热、上呼吸道感染症状及月经来潮，或者有药物过敏史，请在术前与医生充分沟通，以便医生评估您能否实施手术，或者为您更换更适合的治疗方案。同时需避开妊娠期。

（2）如果长期服用抗凝、血管扩张等药物，应在术前询问医生是否需要暂时停药，以防止术中出血过多。

（3）术前1周应戒烟、戒酒。

（4）如果您的口鼻周围有炎症及皮肤病，应治愈后再行手术。

（5）皮肤准备：为减少术后感染的风险，术前尽量保持术区皮肤清洁、干燥、完整。请您术前刮除唇部周围的毛发，刮除范围距离唇部外缘至少10cm。

（6）肠道准备：一般为局麻手术，请您在术前1日晚及手术日晨进食少量易消化的食物。若为全麻手术，请遵医嘱进行肠道准备。

（7）手术当日您须携带本人有效证件（如身份证、护照等）来院办理相关手续。

术后注意事项

1. 如何护理伤口 24 小时内局部冷敷可减轻伤口肿胀，缓解疼痛。将冰袋放于术区敷料外冰敷，每次 15 分钟，间隔 30 分钟 1 次。术后保持伤口清洁干燥，如有分泌物可用无菌棉签轻轻蘸去。遵医嘱术后第 1 天来院或者自行换药，一般术后 5 ~ 7 天伤口拆线，拆线 1 ~ 2 天后伤口方可沾水，或者遵医嘱执行。拆线 1 周后可用抗瘢痕类药物预防瘢痕。

2. 生活指导 术后 24 ~ 48 小时内以温凉、软质饮食为宜，1 周内禁食辛辣、刺激性食物，忌烟、酒。术后 1 个月局部不宜用刺激性及有色素的化妆品。术后 3 个月内防止强紫外线照射。

温馨提示
以上内容供参考，请以医嘱为准。

隆颏术

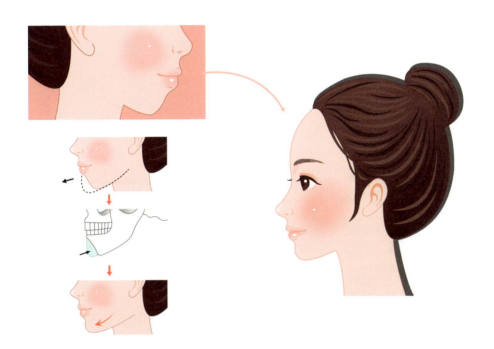

隆颏术是将一块形如下颏的假体放到下颏部位的骨与组织之间，使原来低平的下颌自然隆起的整形美容手术。

🔍 术前注意事项

1. **做好心理准备** 您在手术前应与医生充分沟通，对手术的过程和预后效果有客观的认识，以平和的心态迎接手术。

2. **了解手术的风险** 手术存在一定的客观风险，隆颏术后可能会出现局部红肿、疼痛、出血及瘢痕增生等症状，需要遵照医护人员的专业指导，通过一段时间的护理来恢复。术后如果出现伤口出血不止、剧烈疼痛、明显异味及体温升高等症状，请您及时到正规医疗机构就诊，以得到正规诊治。

3．配合完成术前检查

（1）常规检查：包括血常规、凝血、输血八项等，以便了解您是否处于良好的身体状态，可以接受手术治疗。

（2）术前照相：多角度收集下颏部位清晰图片资料，供手术效果对比。

4．做好术前准备

（1）如自身患有心脏病、高血压、糖尿病等基础疾病，或者有药物过敏史，出现发热、上呼吸道感染症状及月经来潮，请在术前与医生充分沟通，以便医生评估您能否实施手术，或者为您更换更适合的治疗方案。同时需避开妊娠期。

（2）如果长期服用抗凝、血管扩张等药物，应在术前询问医生是否需要暂时停药，以防止术中出血过多。

（3）术前1周应戒烟、戒酒。

（4）皮肤准备：为减少术后感染的风险，术前遵医嘱彻底清洁面部和口腔。请您术前1天刮除下颏体表周围的毛发。

（5）肠道准备：一般为局麻手术，请您在术前1日晚及术日晨进食少量易消化的食物；如为全麻手术，请遵医嘱进行肠道准备。

（6）手术当日您须携带本人有效证件（如身份证、护照等）来院办理相关手续。

术后注意事项

1．如何护理伤口 如为口内切口，术后应保持口腔清洁，进食后及时使用 0.02% 醋酸氯己定漱口水漱口。如为口外切口，24 小时内局部冷敷可减轻伤口肿胀、缓解疼痛。将冰袋放于术区敷料外冰敷，每次 15 分钟，间隔 30 分钟 1 次。术后保持伤口清洁干燥，如有分泌物可用无菌棉签轻轻蘸去。遵医嘱术后第 1 天来院或者自行换药，一般术后 5 ~ 7 天伤口拆线，拆线 1 ~ 2 天后口外伤口方可沾水，或者遵医嘱执行。术后颏部的青紫、肿胀，两周内会渐退。

2．做好颏部保护 术后不得用手随意移动颏部假体，避免活动不慎碰撞颏部引起假体移位。

3．生活指导　术后 24 小时内以温凉流食为宜，24 小时后可改为半流食，逐渐恢复为普食，1 周内禁食辛辣、刺激的食物，忌烟、酒。口外切口术后 1 个月内，伤口局部不宜用刺激性及有色素的化妆品。术后 3 个月内应防止强紫外线照射。

温馨提示

以上内容供参考，请以医嘱为准。

除皱术

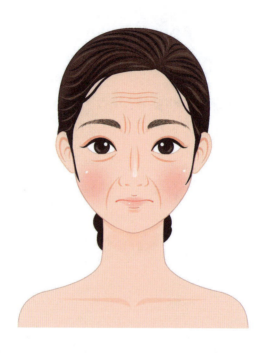

　　除皱术，又称面部提升术或面部年轻化手术，适用于面部皮肤特别松弛下坠、皱纹增多的成年人。

⊘ 术前注意事项

　　1. **做好心理准备**　您在手术前应与医生充分沟通，对手术的过程和预后效果有客观的认识，以平和的心态迎接手术。

　　2. **了解手术的风险**　手术存在一定的客观风险，除皱术后可能会出现局部红肿、疼痛、感觉异常、出血及瘢痕增生等症状，需要遵照医护人员的专业指导，通过一段时间的护理来恢复。术后如果出现伤口出血不止、剧烈疼痛、明显异味及体温升高等症状，请您及时到正规医疗机构就诊，以得到正规诊治。

3．配合完成术前检查

（1）常规检查：包括血常规、凝血、输血八项等，以便了解您是否处于良好的身体状态，可以接受手术治疗。

（2）术前照相：多角度收集面部清晰图片资料，供手术效果对比。

4．做好术前准备

（1）如自身患有心脏病、高血压、糖尿病等基础疾病，出现发热、上呼吸道感染症状及月经来潮，或者有药物过敏史，请在术前与医生充分沟通，以便医生评估您能否实施手术，或者为您更换更适合的治疗方案。同时需避开妊娠期。

（2）如果长期服用抗凝、血管扩张等药物，应在术前询问医生是否需要暂时停药，以防止术中出血过多。

（3）术前1周应戒烟、戒酒。

（4）皮肤准备：为减少术后感染的风险，术前尽量保持术区皮肤清洁、干燥、完整。请您术前刮除面部毛发。

（5）肠道准备：一般为局麻手术，请您在术前1日晚及术日晨进食少量易消化的食物。若为全麻手术，请遵医嘱进行肠道准备。

（6）手术当日您须携带本人有效证件（如身份证、护照等）来院办理相关手续。

⚗ 术后注意事项

1．如何护理伤口　术后保持伤口局部清洁干燥，不洗头，如有分泌物可用无菌棉签轻轻蘸去。如发现包扎敷料有松动或脱落，敷料上有新鲜渗血或局部感到胀痛请及时回医院处理。术后眼部可能会肿胀，您不要紧张，属正常现象，1周后会逐渐消退。术后2～3天请您按医生预约的时间回医院换药，术后14天医生会酌情为您拆线，拆线后伤口的结痂不能强行剥离，让其自行脱落。

2．生活指导　拆线1～2天后方可洗头，或者遵医嘱执行，不要抓挠伤口部位，洗后将头发使用吹风机吹干。术后3天为水肿期，应进食高蛋白、高维生素、易吸收的流质食物，保证咀嚼肌在最低范围内活动，以减少对术区的牵拉，3天后逐渐恢复普食。术后1周内禁食辛辣、刺激性食物，忌烟、酒，尽量减少面部活动。短期内手术部位可能出现麻木、脱发、肌肉僵硬等不适感觉，建议局部不要热敷、不做理疗，可于术后3～6个月逐渐恢复。

温馨提示
以上内容供参考，请以医嘱为准。

局麻脂肪抽吸术

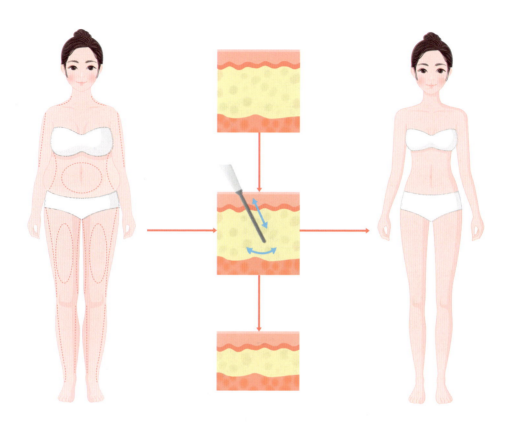

局麻脂肪抽吸术是在局麻下通过较小皮肤切口，利用负压去除局部蓄积的皮下脂肪，以改善形体的一种外科技术。适用于腰腹部、臀部、大腿、上臂及颌颈部等局部脂肪堆积的患者。

术前注意事项

1. 做好心理准备 您在手术前应与医生充分沟通，对手术的过程和预后效果有一个客观理性的认识，以平和的心态迎接手术。

2．了解手术的风险　局麻脂肪抽吸术存在一定的客观风险，术后可能会出现局部红肿、疼痛、渗血等症状，需要遵照医护人员的专业指导，通过一段时间的护理来恢复。术后如果出现术区皮肤凹凸不平、血肿、感染及皮肤坏死等症状，请您及时到正规医疗机构就诊，以得到正规诊治。

3．配合完成术前检查

（1）常规检查：包括血常规、凝血、输血八项等，以便了解您是否处于良好的身体状态，可以接受手术治疗。

（2）术前照相：多角度收集手术部位清晰图片资料，供手术效果对比。

4．做好术前准备

（1）如自身患有心脏病、高血压、糖尿病等基础疾病，出现发热、上呼吸道感染症状及月经来潮，或者有药物过敏史，请在术前与医生充分沟通，以便医生评估您能否实施手术，或者为您更换更适合的治疗方案。同时需避开妊娠期。

（2）如长期服用抗凝、血管扩张等药物，应在术前询问医生是否需要暂时停药，以防止术中出血过多。

（3）术前1周应戒烟、戒酒。

（4）皮肤准备：为减少术后感染的风险，术前尽量保持术区皮肤清洁、干燥、完整。请您术前1天刮除手术部位周围的毛发。

（5）肠道准备：如果为局麻手术，请您在术前1日晚及术日晨进食少量易消化的食物。若为全麻手术，请遵医嘱进行肠道准备。

（6）术前应按医生护士的指导根据吸脂部位备好宽松外衣及弹力服，如腹带、弹力裤等。

（7）手术当日您须携带本人有效证件（如身份证、护照等）来院办理相关手续。

术后注意事项

1．如何护理伤口　术后保持手术部位的清洁干燥，如有分泌物可用无菌棉签轻轻蘸去。术后24小时加压包扎，术区可有大量粉红色液体渗出。术后第 1 天可撤去压力敷料，伤口处可贴透气敷料，改穿弹力衣，第 1 周穿 23 小时，脱 1 小时，以促进血流，自第 2 周开始，每周减少 2 ～ 3 小时，直到加压塑形 3 个月。术后短期内您的吸脂部位如出现青紫、凸凹不平、触痛、发硬或感觉迟钝、麻木均属正常，3 ～ 6 个月后逐渐消退。

2. 生活指导　术后 1 个月内禁食辛辣、刺激性食物，忌烟、酒。术后 1 个月局部不宜用刺激性及有色素化妆品。术后 3 个月内防止强紫外线照射。

温馨提示

以上内容供参考，请以医嘱为准。

自体脂肪颗粒移植术

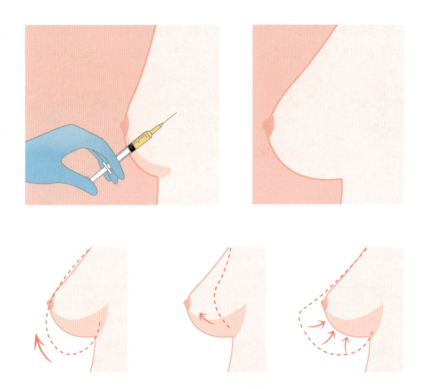

　　自体脂肪颗粒移植是将抽吸所得的自体脂肪颗粒注射到自身软组织的一种外科技术。其中，自体脂肪颗粒注射隆乳是其应用最多、效果最佳的一种手术，以增加乳房的体积和凸度，使女性的性征更加完美。

⚲ 术前注意事项

　　1. 做好心理准备　您在手术前应与医生充分沟通，对手术的过程和预后效果有客观理性的认识，以平和的心态迎接手术。

　　2. 了解手术的风险　手术存在一定的客观风险，自体脂肪颗粒移植术后可能会出现局部红肿、疼痛、渗血等症状，需要遵照医护人员的专业指导，通过一段时间的护理来恢复。术后如果出现感染、受区外观不理想、视物模糊、呼吸困难及术区皮肤凹凸不平等症状，请您及时到正规医疗机构就诊，以得到正规诊治。

3．配合完成术前检查

（1）常规检查：包括血常规、凝血、输血八项等，以便了解您是否处于良好的身体状态，可以接受手术治疗。

（2）术前照相：多角度收集手术部位清晰图片资料，供手术效果对比。

4．做好术前准备

（1）如自身患有心脏病、高血压、糖尿病等基础疾病，出现发热、上呼吸道感染症状及月经来潮，或者有药物过敏史，请在术前与医生就病史充分沟通，以便医生评估您能否实施手术，或者为您更换更适合的治疗方案。同时需避开妊娠期。

（2）如长期服用抗凝、血管扩张等药物，应在术前询问医生是否需要暂时停药，以防止术中出血过多。

（3）术前 1 周应戒烟、戒酒。

（4）皮肤准备：为减少术后感染的风险，术前尽量保持术区皮肤清洁、干燥、完整。必要时遵医嘱刮除术区周围毛发。

（5）肠道准备：如果为局麻手术，请您在术前 1 日晚及术日晨进食少量易消化的食物。若为全麻手术，请遵医嘱进行肠道准备。

（6）物品准备：准备宽松外衣裤及紧身衣或紧身裤，以备术后穿着。

（7）手术当日您须携带本人有效证件（如身份证、护照等）来院办理相关手续。

🔬 术后注意事项

1．如何护理伤口 吸脂区域术后会加压包扎 1 天，1 天后您就可自行更换为弹力衣加压 3 ~ 6 个月。伤口 2 周内淤青为正常现象，3 个月内麻木、轻度肿胀不需特殊处理，可自行消退。术后若出现肿胀明显、剧烈疼痛，应与医生及时取得联系，或直接来院就诊。

2．生活指导 术后1个月内禁食辛辣、刺激性食物，忌烟、酒。

温馨提示

以上内容供参考，请以医嘱为准。

腋臭 / 副乳切除术

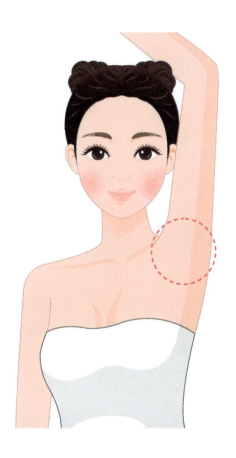

  腋臭切除术是将腋下部分汗腺切除，减少汗液分泌，从而消除异味的一种外科手术。副乳是指除正常乳腺外的其他部位形成的乳腺组织，又称多余的乳房，这种畸形最常见于腋窝，可通过手术切除。

🎤 术前注意事项

  1. 做好心理准备 您在手术前应与医生充分沟通，对手术的过程和预后效果有一个客观理性的认识，以平和的心态迎接手术。

2.了解手术的风险 手术存在一定的客观风险，腋臭/副乳切除术后可能会出现局部红肿、疼痛、出血及瘢痕增生等症状，需要遵照医护人员的专业指导，通过一段时间的护理来恢复。术后如果出现感染、皮肤破溃或坏死、剧烈疼痛、明显异味及体温升高，请您及时到正规医疗机构就诊，以得到正规诊治。

3.配合完成术前检查

（1）常规检查：包括血常规、凝血、输血八项等，以便了解您是否处于良好的身体状态，可以接受手术治疗。

（2）术前照相：多角度收集手术部位清晰图片资料，供手术效果对比。

4.做好术前准备

（1）如自身患有心脏病、高血压、糖尿病等基础疾病，出现发热、上呼吸道感染症状及月经来潮，既往做过腋窝手术或者有药物过敏史，请在术前与医生充分沟通，以便医生评估您能否实施手术，或者为您更换更适合的治疗方案。同时需避开妊娠期。

（2）如长期服用抗凝、血管扩张等药物，应在术前询问医生是否需要暂时停药，以防止术中出血过多。

（3）术前1周应戒烟、戒酒。

（4）皮肤准备：为减少术后感染的风险，术前尽量保持术区皮肤清洁、干燥、完整。请您术前刮除术区毛发。

（5）肠道准备：一般为局麻手术，请您在术前1天晚上进食少量易消化的食物。若为全麻手术，请遵医嘱进行肠道准备。

（6）手术当日您须携带本人有效证件（如身份证、护照等）来院办理相关手续。

🔥 术后注意事项

1.如何护理伤口 按医生的指导穿弹力背心或中袖短上衣。保持伤口局部清洁干燥，如有分泌物可用无菌棉签轻轻蘸去。术后24～48小时医生会为您拔除引流条，术后 3 天左右换药 1 次，7 ~ 10 天拆线。拆线 1 ~ 2 天后伤口方可沾水，或者遵医嘱执行。

2．活动指导　术后 1 个月避免剧烈活动，减少出汗。3 个月内双臂避免做过度扩胸、上举、提重物动作，以免牵拉伤口。

3．生活指导　术后 1 个月内禁食辛辣、刺激性食物，忌烟、酒。

温馨提示

以上内容供参考，请以医嘱为准。

女性私密整形术

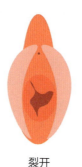 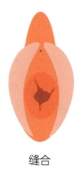 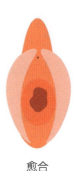

裂开　　　　　　　缝合　　　　　　　愈合

　　常见的女性私密整形术包括处女膜修复术、阴道紧缩术及阴唇整形术。适用于性生活或外伤等原因造成的处女膜破裂、阴道松弛，影响正常生活及性生活和谐者，也适用于先天性的小阴唇不对称或因感染、肿物及外伤造成的肥大或不对称者。

⚲ 术前注意事项

　　1. 做好心理准备　您在手术前应与医生充分沟通交流，对手术的过程和预后效果有客观的认识，以平和的心态迎接手术。

　　2. 了解手术的风险　手术存在一定的客观风险，女性私密整形术后可能会出现局部红肿、疼痛、出血及瘢痕增生等，需要遵照医护人员的专业指导，通过一段时间的护理来恢复。术后如果出现感染、明显异味及体温升高，请您及时到正规医疗机构就诊，以得到正规诊治。

　　3. 配合完成术前检查

　　（1）常规检查：包括血常规、凝血、输血八项等，以便了解您是否处于良好的身体状态，可以接受手术治疗。

　　（2）专科检查：术前建议进行全面的妇科检查，如有其他感染性疾病或外阴及阴道炎症，应治愈后再行手术。

（3）术前照相：需要收集您隐私部位清晰图片资料，供手术效果对比。

4．做好术前准备

（1）如自身患有心脏病、高血压、糖尿病等基础疾病，出现发热、上呼吸道感染等症状，或者有药物过敏史，请在术前与医生就病史充分沟通，以便医生评估您能否实施手术，或者为您更换更适合的治疗方案。同时需避开妊娠期和月经期。

（2）如果长期服用抗凝、血管扩张等药物，应在术前询问医生是否需要暂时停药，以防止术中出血过多。

（3）术前1周应戒烟、戒酒。

（4）皮肤准备：为减少术后感染的风险，术前尽量保持术区皮肤清洁、干燥、完整。请您术前刮除隐私部位的毛发。

（5）肠道准备：一般为局麻手术，请您在术前1日晚及术日晨进食少量易消化不易胀气的食物。若为全麻手术，请遵医嘱进行肠道准备。

（6）术前准备好宽松、棉质内裤及裤子。并准备卫生巾以免术后渗出污染衣裤。

（7）手术当日您须携带本人有效证件（如身份证、护照等）来院办理相关手续。

🖊 术后注意事项

1．如何护理伤口　术后保持伤口局部清洁、干燥，如有分泌物可用无菌棉签轻轻蘸去。术后每次大小便后，用0.05%醋酸氯己定溶液冲洗会阴部。拆线1~2天后伤口方可沾水或者遵医嘱执行。

2．生活指导　术后1周内禁食辛辣、刺激性食物，忌烟、酒。术后1周尽量减少运动，1个月内禁止剧烈活动。阴道紧缩术后2个月内避免同房，阴唇整形术后1个月内避免同房。

温馨提示

以上内容供参考，请以医嘱为准。

包皮环切术

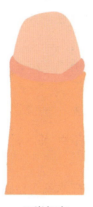

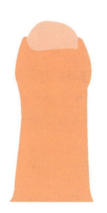

正常包皮   包皮过长

包皮环切术是对龟头部位堆积的皮肤或龟头不能显露的患者实施部分切除，使龟头能够正常显露的手术。适用于包皮过长及包茎者。

术前注意事项

1. 做好心理准备　您在手术前应与医生充分沟通，对手术的过程和预后效果有客观的认识，以平和的心态迎接手术。

2. 了解手术的风险　手术存在一定的客观风险，包皮环切术后可能会出现局部红肿、疼痛、出血及瘢痕增生等症状，需要遵照医护人员的专业指导，通过一段时间的护理来恢复。术后如果出现感染、皮肤破溃或坏死、剧烈疼痛、明显异味及体温升高，请您及时到正规医疗机构就诊，以得到正规诊治。

3. 配合完成术前检查

（1）常规检查：包括血常规、凝血、输血八项等，以便了解您是否处于良好的身体状态，可以接受手术治疗。

（2）术前照相：多角度收集手术部位清晰图片资料，供手术效果对比。

4．做好术前准备

（1）如自身患有心脏病、高血压、糖尿病等基础疾病，出现发热、上呼吸道感染症状，或者有药物过敏史，请在术前与医生充分沟通，以便医生评估您能否实施手术，或者为您更换更适合的治疗方案。

（2）如果长期服用抗凝、血管扩张等药物，应在术前询问医生是否需要暂时停药，以防止术中出血过多。

（3）术前1周应戒烟、戒酒。

（4）如果存在会阴部炎症，应治愈后再行手术。

（5）皮肤准备：为减少术后感染的风险，术前尽量保持术区皮肤清洁、干燥、完整。术前彻底清洁会阴部，必要时遵医嘱刮除会阴部毛发。

（6）肠道准备：一般为局麻手术，请您在术前1日晚及术日晨进食少量易消化不易胀气的食物。若为全麻手术，请遵医嘱进行肠道准备。

（7）手术当日您须携带本人有效证件（如身份证、护照等）来院办理相关手续。

（8）准备好宽松、棉质内裤及裤子。

🔖 术后注意事项

1．如何护理伤口　术后保持伤口局部清洁干燥，如有分泌物可用无菌棉签轻轻蘸去。一般术后5～7天拆线。拆线1～2天后伤口方可沾水，或者遵医嘱执行。术后阴茎部位会稍有肿胀，一般2～6周自行消退，若术后胀痛难忍应及时回医院就诊。

2．生活指导　术后每次小便后，用0.05%醋酸氯己定溶液冲洗会阴部。术后1周内禁食辛辣、刺激性食物，忌烟、酒。术后1周尽量减少运动及不良刺激，术后1个月内禁止剧烈活动及性生活。

温馨提示

以上内容供参考，请以医嘱为准。

乳头／乳晕肥大缩小术

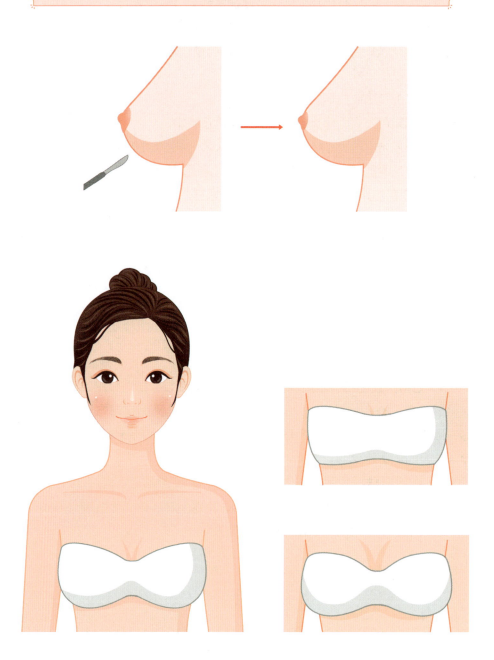

乳头 / 乳晕肥大缩小术是通过手术的方法将肥大的乳头乳晕缩小到正常大小的手术。适用于因妊娠、哺乳等原因所致乳头过大、过长，两侧乳头不对称及男性乳头过大者。

术前注意事项

1．做好心理准备　您在手术前应与医生充分沟通，对手术的过程和预后效果有客观的认识，以平和的心态迎接手术。

2．了解手术的风险　手术存在一定的客观风险，乳头 / 乳晕肥大缩小术后可能会出现局部红肿、疼痛、出血及瘢痕增生等症状，需要遵照医护人员的专业指导，通过一段时间的护理来恢复。术后如果出现无法分泌乳汁、乳头感觉麻木、皮肤破溃或坏死等症状，请您及时到正规医疗机构就诊，以得到正规诊治。

3．配合完成术前检查

（1）常规检查：包括血常规、凝血、输血八项等，以便了解您是否处于良好的身体状态，可以接受手术治疗。

（2）术前照相：多角度收集乳房部位清晰图片资料，供手术效果对比。

4．做好术前准备

（1）如自身患有心脏病、高血压、糖尿病等基础疾病，出现发热、上呼吸道感染症状及月经来潮，既往做过乳房手术或者有药物过敏史，请在术前与医生充分沟通，以便医生评估您能否实施手术，或者为您更换更适合的治疗方案。同时需避开妊娠期。

（2）如果长期服用抗凝、血管扩张等药物，应在术前询问医生是否需要暂时停药，以防止术中出血过多。

（3）术前 1 周应戒烟、戒酒。

（4）皮肤准备：为减少术后感染的风险，术前尽量保持乳头乳晕的清洁、干燥、完整，必要时遵医嘱刮除腋下毛发。

（5）肠道准备：一般为局麻手术，请您在术前 1 日晚及术日晨进食少量易消化的食物。若为全麻手术，请遵医嘱进行肠道准备。

（6）物品准备：准备罩杯较大的胸罩，宽松上衣，以便术后穿戴。

（7）手术当日您须携带本人有效证件（如身份证、护照等）来院办理相关手续。

术后注意事项

1. 如何护理伤口　术后保持伤口清洁、干燥，如有分泌物可用无菌棉签轻轻蘸去。术后一般 7～10 天拆线。拆线 1～2 天后伤口方可沾水，或者遵医嘱执行。

2. 生活指导　术后 1 周内禁食辛辣、刺激性食物，忌烟、酒。术后遵医嘱穿着罩杯较大的胸罩，避免外力压迫乳头 / 乳晕。1～3 个月内双臂避免做过度扩张、上举动作。

温馨提示

以上内容供参考，请以医嘱为准。

乳头内陷修复术

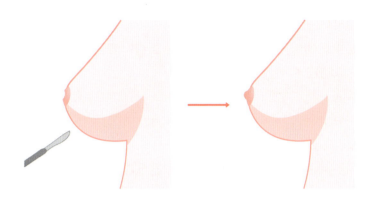

　　乳头内陷修复术是通过手术将陷入乳晕平面的乳头恢复到正常的形态。治疗方案分为应用矫正器矫正和手术矫正。适用于中、重度的乳头内陷和乳头内陷经非手术治疗无效者。

术前注意事项

　　1．做好心理准备　您在手术前应与医生充分沟通，对手术的过程和预后效果有客观的认识，以平和的心态迎接手术。

　　2．了解手术的风险　手术存在一定的客观风险，乳头内陷修复术后可能会出现局部红肿、疼痛、出血及瘢痕增生等症状，需要遵照医护人员的专业指导，通过一段时间的护理来恢复。术后如果出现感染、乳头坏死等症状，请您及时到正规医疗机构就诊，以得到正规诊治。

　　3．配合完成术前检查

　　（1）常规检查：包括血常规、凝血、输血八项等，以便了解您是否处于良好的身体状态，可以接受手术治疗。

　　（2）术前照相：多角度收集乳房部位清晰图片资料，供手术效果对比。

4. 做好术前准备

（1）如自身患有心脏病、高血压、糖尿病等基础疾病，出现发热、上呼吸道感染症状及月经来潮，既往做过乳房手术或者有药物过敏史，请在术前与医生充分沟通，以便医生评估您能否实施手术，或者为您更换更适合的治疗方案。同时需避开妊娠期。

（2）如果长期服用抗凝、血管扩张等药物，应在术前询问医生是否需要暂时停药，以防止术中出血过多。

（3）术前1周应戒烟、戒酒。

（4）皮肤准备：为减少术后感染的风险，术前尽量保持乳房皮肤清洁、干燥、完整，必要时遵医嘱刮除腋下毛发。

（5）肠道准备：一般为局麻手术，请您在术前1日晚及术日晨进食少量易消化的食物。若为全麻手术，请遵医嘱进行肠道准备。

（6）物品准备：准备罩杯较大的胸罩，以便术后穿戴。

（7）手术当日您须携带本人有效证件（如身份证、护照等）来院办理相关手续。

术后注意事项

1. 如何护理伤口　若为手术矫正法，需保持伤口局部清洁、干燥，术后一般7～10天拆线。拆线1～2天后伤口方可沾水，或者遵医嘱执行。若为矫正器矫正法，术后需要佩戴矫正器，期间禁止泡澡；遵医嘱按时来院复查，矫正器至少佩戴6个月。

2. 生活指导　术后遵医嘱穿戴罩杯较大的胸罩，避免外力压迫乳头。术后1周内禁食辛辣、刺激性食物，忌烟、酒。术后1～3个月内双臂避免做过度扩张、上举动作。

温馨提示

以上内容供参考，请以医嘱为准。

下篇

住院整形
美容手术治疗篇

眼部整形修复术

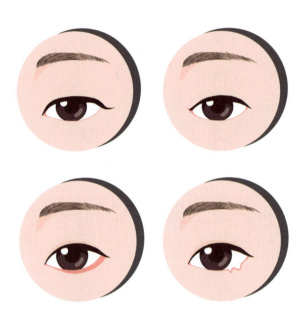

　　眼部整形修复术主要用于修复先天畸形、外伤及感染造成的眼部畸形和各种肿瘤术后的缺损，包括上睑下垂、小眼睑裂、睑内外翻及睑缺损等。

🪞 术前注意事项

　　1. **做好心理准备**　在您手术前请与医生充分交流，对手术的过程和预后效果有客观的认识，以平和的心态迎接手术。

　　2. **了解手术的风险**　手术存在一定的客观风险，眼部整形修复术后可能会出现局部肿胀、出血、眼部异物感及眼部功能障碍等症状，需要遵照医护人员的专业指导，通过一段时间的护理来恢复。若术后护理不当也可能会引起伤口感染，如伤口渗出脓液，应及时就医，遵医嘱进行处理。术后如果对眼部外形不满意，或者出现感染，请您及时到正规医疗机构就诊，以得到正规诊治。

3．配合完成术前检查

（1）常规检查：包括血常规、血生化、凝血、输血八项等血液检验，以及心电图、胸部 X 线等检查，以便了解您是否处于良好的身体状态，是否可以接受手术治疗。

（2）专科检查：包括眼睛视力、屈光度、眼压等检查。如您患有青光眼、结膜炎等，需要提前完善眼科医生会诊。

（3）术前照相：多角度收集眼部清晰图片资料，供手术效果对比。

4．做好术前准备

（1）如自身患有心脏病、高血压、糖尿病等基础疾病，出现发热、上呼吸道感染症状及月经来潮，既往做过眼部手术或者有药物过敏史，请在术前与医生充分沟通，以便医生评估您能否实施手术，或者为您更换更适合的治疗方案。同时需避开妊娠期。

（2）如果长期服用某些药物，也应在初诊时如实告知医生，如果长期服用抗凝、血管扩张等药物，应在术前停药 2 周，以防止术中出血过多。

（3）术前 1 周应戒烟、戒酒。

（4）如果您的眼部患有炎症，应治愈后再行手术。

（5）皮肤准备：为减少术后感染的风险，术前尽量保持面部术区皮肤清洁、干燥、完整，不化妆、不戴假睫毛。睑外翻及缺损患者遵医嘱给予抗生素滴眼液滴眼，必要时可用生理盐水冲洗结膜囊。

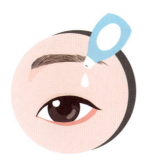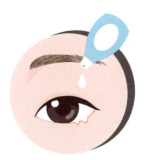

（6）肠道准备：如为局麻手术，请您在术前 1 日晚及术日晨进食少量易消化的食物。如为全麻手术，请在术前 1 日晚清淡饮食，晚上 12 时后至手术

不再进食任何固体、液体食物，防止麻醉或手术过程中呕吐物吸入气管引起窒息或吸入性肺炎。

（7）为保证休息质量，如术前 1 日晚难以入睡，可向医护人员申请服用适量助眠的药物。

（8）术日晨准备：请您在手术当日起床后清水洗脸，不涂抹任何化妆品及护肤品。如有义齿需取下，摘除眼镜、手表、发夹、耳环及项链等饰物，连同贵重物品交由家属妥善保管。

🖋 术后注意事项

1. 如何选择卧位　术后返回病室通常是麻醉清醒的状态，医护人员根据您麻醉恢复的情况，会协助您由去枕平卧位、高枕卧位、半卧位到端坐卧位逐渐过渡。如无恶心、呕吐等不适症状，建议您尽量采取半卧位和端坐卧位，该体位利于减轻眼部肿胀，也利于更顺畅地呼吸。如有眩晕、呕吐、头痛等不适症状，请及时告知医护人员。

2. 如何喝水进食　如果是局麻的手术，手术后如无恶心、呕吐等胃部不适症状，可以立刻开始喝水、进食。如果是全麻手术，待麻醉完全清醒后（术后 4 ~ 6 小时）就可以逐渐开始喝水、进食。喝第一口水后间隔几分钟，如无胃部不适，就可以逐渐增加喝水的量到正常状态；初次进食以易消化流食为主，遵照循序渐进的原则，避免食物快速大量进入胃部引起不适。保证充足营养摄入，适当进食高蛋白食物、多饮水，预防感冒。

3. 如何护理伤口　请您选择安静舒适的环境休养。重睑成形手术，请您手术后 24 ~ 48 小时内间歇冰敷，每次 15 分钟，间隔 30 分钟。注意保持伤口清洁、干燥，出现分泌物、液体可使用无菌棉签去除，如有血痂，可使用无菌棉签蘸取 0.9% 无菌生理盐水轻轻擦拭。若眼部完全遮盖，术后出现眼部干涩、伤口肿胀、眼球针刺样疼痛、畏光及眼球摩擦感时，请及时告知医护人员，防止角膜溃疡发生。如您术后眼睑不能闭合，请您使用眼罩。眼睑外翻手术后可能会出现短期内睁眼困难，一般 1 ~ 3 个月后，该症状会逐渐减轻和好转。眼睛明显肿胀可能持续 1 周左右，淤血青紫会持续 2 ~ 4 周。

4. 如何保护眼睛　避免长时间低头，尽量少看书和电视，避免眼睛疲劳。如有视物不方便，请您注意安全、防止跌伤，下床活动寻求护士或家属帮助。术后2周，请您避免佩戴隐形眼镜、化妆及使用眼线笔，做好防晒。

5. 如何运动　术后3～4周内避免剧烈运动，特别是使血压升高的运动，如身体弯曲、举重等。术后1个月内应避免用力揉搓眼睛。手术1个月后才可进行健身操、健身、瑜伽、游泳及桑拿浴等活动。如您患有高血压，由平躺起身时应缓慢，避免情绪激动。

6. 何时拆线　一般术后7天左右拆线。睑外翻患者睑缘缝线酌情推迟数日拆除。重睑术及眼袋切除术后24小时拆除敷料，术后5～7天拆线。

7. 何时沐浴　拆线后3天可沐浴，如发现伤口红、肿、热、痛或出现异常分泌物，请您及时就医。

8. 植皮区皮肤护理　如手术采取植皮方式，则植皮处需长期涂抹油性乳膏以防止干燥。

9. 如何预防瘢痕　注意伤口清洁，防晒3～6个月，可根据医生的建议使用眼药膏及减少瘢痕形成的药物。

10. 定期复查　术后按医生要求按时来院复诊，如有不适及时随诊。

温馨提示

以上内容供参考，请以医嘱为准。

鼻整形修复术

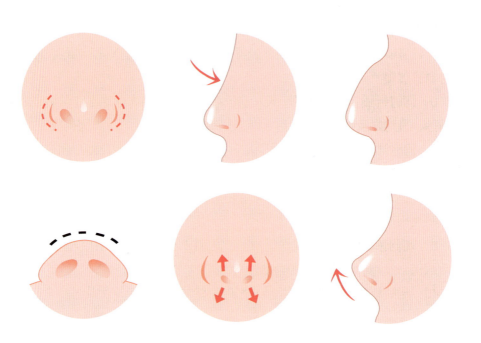

　　鼻整形修复术主要用于修复先天性鼻畸形、鼻部组织缺损，例如鼻翼、鼻尖、鼻小柱畸形或缺损，鼻孔狭窄与闭锁，鞍鼻畸形，驼峰鼻畸形，阔鼻畸形，短鼻畸形，鼻部分缺损及全部缺损等。

◎ 术前注意事项

　　1. 做好心理准备　您在鼻整形修复术前应与医生充分沟通，对手术的过程和预后效果有客观的认识，以平和的心态迎接手术。

　　2. 了解手术的风险　手术存在一定的客观风险，鼻整形修复术后鼻部可能会出现局部肿胀、呼吸不畅、瘢痕增生等症状，取软骨的部位也存在瘢痕增生的风险，需要遵照医护人员的专业指导，通过一定时间的护理来恢复。术后如果对鼻部外形不满意，或者出现感染、皮肤破溃或坏死、假体移位或外露等异常反应时，请您及时到正规医疗机构就诊，以得到正规诊治。

3．配合完成术前检查

（1）常规检查：包括血常规、血生化、凝血、输血八项等血液检验，以及心电图、胸部 X 线等检查，以便了解您是否处于良好的身体状态，是否可以接受手术治疗。

（2）专科检查：包括鼻部局部影像学检测（如 CT 三维重建、MRI 等），目的是提前了解您的鼻骨、鼻中隔、鼻道等详细情况。如您有鼻部通气障碍，需要进行头 CT 检查，如仍无法明确通气障碍原因，则需要提前完善耳鼻喉科医生会诊。

（3）术前照相：多角度收集鼻部清晰图片资料，供手术效果对比。

4．做好术前准备

（1）若自身患有心脏病、高血压、糖尿病等基础疾病，出现发热、上呼吸道感染症状及月经来潮，既往做过鼻部手术或者有药物过敏史，请在术前与医生充分沟通，以便医生评估您能否实施手术，或者为您更换更适合的治疗方案。同时需避开妊娠期。

（2）如果长期服用某些药物，也应在初诊时如实告知医生，如果长期服用抗凝、血管扩张等药物，应在术前停药 2 周，以防止术中出血过多。

（3）术前 1 周应戒烟、戒酒。

（4）如果您的鼻部患有炎症，应治愈后再行手术。

（5）皮肤准备：为减少术后感染的风险，术前尽量避免抠鼻，防止损伤鼻部皮肤黏膜，同时尽量保持术区皮肤清洁、干燥、完整。护士会根据医嘱在术前为您剃除鼻毛及移植区的毛发。

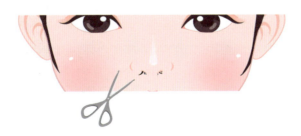

修剪鼻毛

（6）肠道准备：如为局麻手术，请您在术前 1 日晚及手术日晨进食少量易消化的食物；如为全麻手术，请您在术前 1 日晚清淡饮食，晚上 12 时后至手术不再进食任何固体、液体食物，以预防麻醉或手术过程中呕吐物吸入气管引起窒息或吸入性肺炎。

（7）为保证休息质量，如术前 1 日晚难以入睡，可向医护人员申请服用适量助眠的药物。

（8）术日晨准备：请您手术当日起床后清水洗脸、清洁鼻腔，不涂抹任何化妆品及护肤品。如有义齿需取下，摘除眼镜、手表、发夹、耳环及项链等饰物，连同贵重物品交由家属妥善保管。

术后注意事项

1. 如何选择卧位 术后返回病室通常是麻醉清醒的状态，医护人员根据您麻醉恢复的情况，会协助您由去枕平卧位、高枕卧位、半卧位到端坐卧位逐渐过渡。如无恶心、呕吐等不适症状，建议您尽量采取半卧位和端坐卧位，该体位利于减轻鼻部肿胀，也利于更顺畅地呼吸。如有眩晕、呕吐、头痛等不适症状，请及时告知医护人员。

2. 如何喝水进食 如果是局麻的手术，手术后如无恶心、呕吐等胃部不适症状，手术后就可以开始喝水、进食。如果是全麻手术，待麻醉完全清醒（术后 4 ~ 6 小时）就可以逐渐开始喝水、进食。喝第一口水后间隔几分钟，如无胃部不适，就可以逐渐增加喝水的量到正常状态；初次进食以温凉流食为主，避免热刺激带来不适，遵照循序渐进的原则，避免食物快速大量进入胃部引起不适。如果您在腹部取了肋软骨，请勿进食牛奶、豆浆等食物，防止胀气加剧腹部伤口疼痛。术后 1 周禁食辛辣、刺激性食物，3 个月内避免进食需牵拉面部做剧烈咀嚼动作的食物，以减少术后切口处瘢痕增生。保证充足营养摄入，适当进食高蛋白食物、多饮水，预防感冒。

3. 如何呼吸咳嗽 术后请您在医护人员指导下用嘴呼吸，如果您是胸部取肋软骨，术后 3 日内可采取腹式呼吸；咳嗽咳痰时可以用双手按住胸部以减少疼痛；如果痰液过于黏稠不易咳出，请及时告知医护人员，必要时可以行雾化吸入，以利于排出呼吸道分泌物，减轻手术创伤疼痛的同时防止发生呼吸道并发症。

4．如何护理伤口　术后伤口局部可能会有敷料覆盖，请您保持伤口敷料清洁、干燥，如果出现敷料松脱、移位、渗血、渗液及异味等情况，请及时告知医护人员处理。为防止手术部位牵拉、扭动发生血管痉挛，请您不要做过度面部表情和用力咀嚼的动作，不可抠鼻、擤鼻及用力触碰鼻部；如果需要皮瓣断蒂，医生会根据皮瓣存活情况后续实施皮瓣断蒂手术，所以请您保持伤口皮肤清洁、干燥，勿淋浴、洗头，以免污染伤口。如果出现鼻腔分泌物，可用无菌棉签轻轻蘸去；如伤口疼痛难忍，必要时可以向医护人员申请使用止痛药。注意术区保暖。

5．何时洗澡　通常术后 7 天左右拆线，拆线 24 ～ 48 小时后方可洗澡，但应避免用力揉搓伤口处，以免伤口裂开，通常推荐短时间快速淋浴，洗澡完成后快速擦干伤口处皮肤。

6．做好鼻部保护　术后早期您的鼻部感觉功能尚未完全恢复，应注意保暖，避免剧烈运动、冻 / 烫伤或按压鼻部，不可用力擤鼻，禁止外力碰撞鼻背或用手推动鼻背假体，并注意预防上呼吸道感染。同时注意鼻部勿暴晒，防止色素沉着。

7．定期复查　术后按医生要求按时来院复诊，如有不适及时随诊。

温馨提示

以上内容供参考，请以医嘱为准。

唇裂修复术

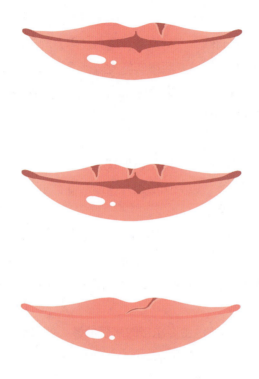

唇裂是口腔颌面部最常见的先天性畸形，是妊娠初 3 个月胚胎原口周围组织发育受阻，导致上唇融合缺陷引起。表现为不同程度的唇部裂开，同时伴有表情、吸吮、咀嚼、呼吸及语言等功能障碍。唇裂修复术主要用于修复单侧、双侧唇裂以及唇隐裂。

术前注意事项

1. 做好心理准备 唇裂修复术后，为达到最理想的效果，远期可能会需要进行一次或者多次的唇裂序列治疗。您在手术前应与医生充分沟通，对手术的过程和预后效果有客观的认识，以平和的心态迎接手术。

2．了解手术的风险 手术存在一定的客观风险，由于患者通常年龄较小，可能会出现麻醉苏醒期呼吸道梗阻或窒息、麻醉或手术后体温升高等情况。术后伤口也可能存在感染、出血等风险。因此，请尽量到正规医疗机构就诊，以得到正规诊治。

3．配合完成术前检查

（1）常规检查：包括血常规、血生化、凝血及输血八项等血液检验，以及心电图、胸部X线等检查，以便了解您是否处于良好的身体状态，是否可以接受手术治疗。

（2）专科检查：包括电子鼻咽喉镜、颌面部核磁等，目的是全面评估唇部、腭部及鼻腔情况，以便制定最佳手术方案。

4．做好术前准备

（1）若合并其他疾病，出现发热、上呼吸道感染症状，或有药物过敏史，请在术前与医生充分沟通，以便医生评估能否实施手术，或者更换更适合的治疗方案。

（2）如果长期服用某些药物，也应在初诊时告知医生。

（3）患儿需在手术前训练用汤勺喂食，同时纠正吃零食、吸吮手指的习惯；成人术前养成不用吸管喝水的习惯，以避免术后因吸吮动作而影响伤口愈合。

（4）术前2周患儿禁止预防接种，因为接种疫苗后可能出现疫苗反应，如发热、局部红肿、皮疹等，干扰伤口愈合过程。另外，疫苗反应也可影响全身应激状况，增加手术风险。如必须接种，建议咨询医生，调整手术和接种疫苗的间隔时间。

（5）皮肤准备：婴幼儿无须做特殊皮肤准备，成年患者需剃除唇周胡须、剪去鼻腔鼻毛。

（6）肠道准备：如为局麻手术，请您在术前1日晚及术日晨进食少量易消化的食物；如为全麻手术，术前6～8小时禁食水，患儿在术前4小时停止哺乳，术前2小时停止喂水，以防因麻醉或手术刺激引起术中或术后呕吐，从而导致吸入性肺炎、窒息、污染术区等情况。

（7）术日晨准备：请您在手术当日起床后做好口腔清洁，可以刷牙的患者刷牙，不可刷牙的患者用漱口水清洁。婴儿可用清水棉签或棉球擦洗，注意力度，避免擦破黏膜。

术后注意事项

1. 如何选择卧位 术后返回病室通常是麻醉清醒的状态，医护人员根据您麻醉恢复的情况，会协助您由去枕平卧位、高枕卧位、半卧位到端坐卧位逐渐过渡。婴幼儿全麻术后去枕平卧 4 ~ 6 小时，或平抱患儿，使患儿头偏向一侧，待完全清醒后，可根据医嘱调整体位。如有眩晕、呕吐、头痛等不适症状，请及时告知医护人员。

2. 如何进食 待麻醉完全清醒后（术后 4 ~ 6 小时）可开始喝水、进食。对于患儿，可用小勺喂少量的凉白开水，如无恶心、呕吐发生，方可进食温凉的流食（如酸奶、鲜果汁、冰激凌等）。母乳阶段患儿，可直接喂养母乳。较大的儿童及成年人在术后前 2 天需进食温凉的流食；术后第 3 天就可以改成半软食（如粥、面条、馄饨等）；术后 4 周可进食普通饮食。进食时避免吮吸乳头或吸管，以免引起伤口裂开。术后半年内不可食用坚果或过硬、带刺的食物。

3. 保持口腔清洁 进食后彻底漱口，小儿可饮适量白开水。

4. 如何护理伤口 如出现伤口渗血，可用无菌棉签轻轻蘸去；手术 24 小时后形成的血痂，可用 3% 过氧化氢溶液擦洗，待血痂溶化后再用蘸有生理盐水的棉签擦净，并在伤口上涂抹抗生素软膏，如有鼻涕及时使用无菌棉签擦净。对于婴幼儿患者，为防止抓碰伤口，可使用手肘制动带协助患儿关节制动，2 周内切勿让患儿吮吸手指、啃咬玩具或用手指碰伤口，以免误伤或污染伤口，请家长注意配合。预防感冒，避免咳嗽引起伤口裂开。如患感冒，及时治疗并注意清理鼻部分泌物，减少感染风险。

5. 何时拆线 目前手术多采用可吸收缝线，这种缝线一般在术后一段时间内可以逐渐吸收脱落，无须拆线。如术后 1 个月缝线还未完全脱落，在复诊时可请医生拆除。如使用非可吸收缝线，一般术后 7 天左右拆线。拆线后 24 ~ 48 小时可沾水，但勿揉搓。如伤口处残留血痂切勿暴力去除，可待其自然脱落。

6．鼻膜佩戴及瘢痕预防 合并鼻部畸形矫正者建议长期佩戴鼻膜。可遵医嘱应用抑制瘢痕增生的外用药物。

7．定期复查 术后按医生要求按时来院复诊，如有不适及时随诊。

温馨提示

以上内容供参考，请以医嘱为准。

腭裂修复术

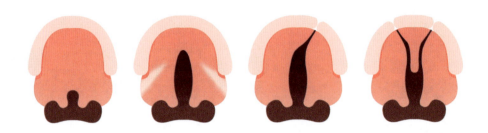

　　腭裂修复术主要用于修复单纯腭裂、腭裂并发唇裂和牙槽突裂。腭裂是一种先天性疾病，主要是由于母亲怀孕第 4 ~ 10 周期间受到某些致病因素影响导致胎儿发育障碍所致。目前，医学上认为可能与遗传因素、感染、损伤、怀孕期间服用某些药物或接受大剂量 X 线照射等有关。因此腭裂的预防关键在于怀孕早期，即妊娠第 2 ~ 3 个月期间。

🔍 术前注意事项

　　1. 做好心理准备　腭裂宝宝的家长要保持坚强、冷静，尽早带患儿前往正规医疗机构就诊，确定畸形的严重程度、手术方案及可能产生的风险。患儿后期可能会经历包括口腔外科、儿童牙科、耳鼻喉科、正畸科及语言治疗在内的综合性序列治疗。因此，需要做好心理准备，经过与家人全面沟通后再做手术决定。腭裂患者的智力发育几乎不受影响，只要及早治疗，患者就可以早日康复，成为身心健全的个体。

　　2. 了解手术的风险　腭裂修复术存在一定的客观风险，由于患者年龄较小，麻醉过程中可能出现气道梗阻等情况。术后也可能会出现呼吸困难、出血、腭瘘等问题。因此，请尽量到正规医疗机构就诊，以得到正规诊治。

3．配合完成术前检查

（1）常规检查：包括血常规、血生化、凝血及输血八项等血液检验，以及心电图、胸部 X 线等检查，以便了解您是否处于良好的身体状态，是否可以接受手术治疗。

（2）专科检查：包括颌面 CT 检查、鼻咽显微镜检查等，全面评估患者唇部、腭部及鼻腔情况，评价腭咽闭合功能，有助于制定手术方案。

4．做好术前准备

（1）若合并其他疾病，出现发热、上呼吸道感染症状，或有药物过敏史，请在术前与医生充分沟通，以便医生评估能否实施手术，或者更换更适合的治疗方案。

（2）如果长期服用某些药物，也应在初诊时告知医生。

（3）患儿需在手术前训练用汤勺喂食，同时纠正吃零食、吸吮手指的习惯。

（4）术前 2 周患儿禁止预防接种，因为接种疫苗后可能出现疫苗反应，如发热、局部红肿、皮疹等，干扰伤口愈合过程。另外，疫苗反应也可引起全身应激状况，增加手术风险。如必须接种，建议咨询医生，合理调整手术与接种疫苗的间隔时间。

（5）肠道准备：术前 6～8 小时禁食水，患儿在术前 4 小时停止哺乳，术前 2 小时停止喂水，以防因麻醉或手术刺激引起术中或术后呕吐，导致吸入性肺炎、窒息、污染术区等情况，给手术带来风险。

（6）术日晨准备：做好口腔清洁，婴儿可用清水棉签或棉球擦洗，注意力度，避免擦破黏膜；婴幼儿需要准备手肘制动带等固定用具，预防术后抓挠术区。

🖊 术后注意事项

1．如何选择卧位　患儿术后需取侧卧或俯卧位，也可怀抱患儿，使其头偏向一侧，待完全清醒后，可根据医嘱调整体位。

2．**如何进食喝水**　待患儿麻醉完全清醒后（术后 4 ~ 6 小时）可给患儿喂少量清水。如果患儿饮水顺利，无恶心、呕吐，可开始少量喂食流质饮食或母乳。术后 2 周内需使用汤匙或腭裂专用奶嘴喂养流质饮食，2 周后根据伤口情况可以使用普通奶嘴喂养，术后 2 ~ 4 周改为半流质饮食，包括粥、鸡蛋羹、面条等，手术 1 个月后恢复正常饮食。

3．**如何护理伤口**　防止患儿抓碰口内伤口，必要时可使用手肘制动带约束。观察患儿伤口出血情况，查看是否出现频繁的吞咽动作。安抚患儿，尽量减少长时间大声哭闹，以免伤口裂开。给予患儿漱口液漱口，不能配合含漱的患儿应在进食后再喂少量清水，以清除口内残渣，保持口腔清洁。

4．**何时开始练习说话**　在患儿没有完全恢复腭裂闭合之前不要过早教患儿学习说话，以免形成代偿性不良语音习惯。

5．**定期复查**　术后按医生要求按时来院复诊，如有不适及时随诊。

温馨提示

以上内容供参考，请以医嘱为准。

外耳畸形矫正术

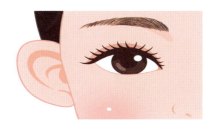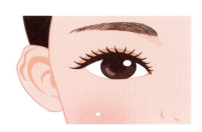
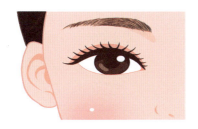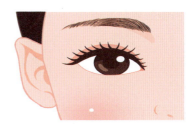

外耳畸形指外耳形态异常或缺损，临床上根据病因可分为先天性和后天性。外耳畸形矫正术是一种修复外耳异常形态的外科手术。考虑到患者生理和心理因素的影响，目前先天性外耳畸形矫正术多建议患者在 6 岁左右实施手术。

🔍 术前注意事项

1. **做好心理准备**　手术治疗后再造耳形态只会接近正常，但外形轮廓与健侧外耳仍会有差异，且可能需要分期、多次手术。在手术前应与医生充分沟通，对手术的过程和预后效果有客观的认识，以平和的心态迎接手术。

2. **了解手术的风险**　手术存在一定的客观风险，外耳畸形矫正术后可能会出现局部血肿、伤口感染、皮肤及皮瓣坏死等，取软骨的部位也存在瘢痕增生的风险，需要遵照医护人员的专业指导，通过一段时间的护理来恢复。

部分疑难手术也存在再次手术的风险，请尽量到正规医疗机构就诊，以得到正规诊治。

3. 配合完成术前检查

（1）常规检查：包括血常规、血生化、凝血及输血八项等血液检验，以及心电图、胸部X线等检查，以便了解您是否处于良好的身体状态，是否可以接受手术治疗。

（2）专科检查：小耳畸形行再造或修复前请您配合医生做耳模型，以利于术区定位。伴中耳、内耳畸形者，请您配合医生做听力检查。如您术区合并咽炎，请及时告知医务人员。

（3）术前照相：多角度收集耳部清晰图片资料，供手术效果对比。

4. 做好术前准备

（1）如自身患有心脏病、高血压、糖尿病等基础疾病，出现发热、上呼吸道感染症状及月经来潮，或者有其他疾病、手术治疗史、药物过敏史等，请在术前与医生充分沟通，以便医生评估您能否实施手术，或者为您更换更适合的治疗方案。同时需避开妊娠期。

（2）如果长期服用某些药物，也应在初诊时如实告知医生，如果长期服用抗凝、血管扩张等药物，应在术前停药2周，以防止术中出血过多。

（3）术前1周应戒烟、戒酒。

（4）皮肤准备：为减少术后感染的风险，术前尽量保持外耳皮肤清洁、干燥、完整。入院后遵医嘱每日用0.05%醋酸氯己定溶液清洗患侧残耳及周围皮肤，对于皮肤皱褶处的污垢，可用棉签仔细擦洗干净。术前1日，去除耳周7cm范围内的头发并洗澡，同时肋软骨供区按要求剃除毛发、清洁。女性患者手术当日晨起将全部头发向健侧或后侧梳理成辫。

（5）肠道准备：外耳畸形矫正术通常为全麻手术，请您在术前1日晚吃清淡的食物，晚上12时后至手术不再进食任何固体、液体食物，以预防麻醉或手术过程中呕吐物吸入气管引起窒息或吸入性肺炎。

（6）适应性训练：术后正确的卧位非常重要，单耳再造患者取健侧卧位，双耳再造者取仰卧位，防止再造耳郭受压引起皮瓣血运障碍及支架外露。术后腹式呼吸及有效咳嗽利于减轻疼痛和促进呼吸道分泌物的排出。因此，术前可在医护人员指导下进行卧位、腹式呼吸及有效咳嗽的适应性训练，必要时还可行头部制动及床上排尿的训练。

（7）为保证休息质量，如术前 1 日晚难以入睡，可向医护人员申请服用适量助眠的药物。

（8）术日晨准备：如有义齿需取下，摘除眼镜、手表、发夹、耳环及项链等饰物，连同贵重物品交由家属妥善保管。

🔖 术后注意事项

1．如何选择卧位　术后返回病室通常是麻醉清醒的状态，医护人员根据您麻醉恢复的情况，会协助您由去枕平卧位、高枕卧位、半卧位到端坐卧位逐渐过渡。麻醉未完全清醒前平卧位，头偏向健侧；麻醉完全清醒后单耳再造患者取健侧卧位，双耳再造者取仰卧位。如有眩晕、呕吐、头痛等不适症状，请及时告知医护人员。

2．如何喝水进食　全麻手术待麻醉完全清醒（术后 4～6 小时）可以逐渐开始喝水、进食。喝第一口水后间隔几分钟，如无胃部不适，就可以逐渐增加喝水的量到正常状态。初次进食以温凉流食为主，避免热刺激带来不适，遵照循序渐进的原则，避免食物快速大量进入胃部引起不适。适当进食高蛋白食物，保证充足营养摄入，多饮水，预防感冒。

3．如何护理伤口　耳再造术后需要对术区行塑形包扎固定，目的在于防止皮瓣下积液及扩张的皮瓣回缩，保持术后良好的耳部外形。保持耳部敷料清洁、干燥，如发现敷料松动或敷料上有液体渗出，请及时告知医护人员。胸部供肋软骨区会用胸带加压固定以减少呼吸时胸廓的活动度，从而减少出血。如出现胸闷、憋气症状，请及时告知医护人员。同时注意保持胸带及敷料固定在位，如有松脱，请及时告知医护人员。

4．如何护理引流管　一期扩张器置入术及二期再造耳术后通常会留置伤口引流管 3～5 天。医护人员会帮您妥善固定管路，请您在活动时注意保护，避免打折、牵拉而引起管路引流不畅或脱出。如遇引流液体量突然增多或颜色变鲜红，请及时告知医护人员。

5．如何预防感染 感染是术后最严重的并发症之一，因此需保持病室勤通风，尽量减少家属探视，勤洗手，避免交叉感染。同时，请您配合监测体温及其他检验以筛查感染。

6．何时拆线 一般术后2周拆线。如为一期耳后扩张器置入术后拆线，您需与主管医生预约拆线时间和每次扩张器注水的时间，并注意保护扩张区域皮肤，防止压迫、锐器伤及蚊虫叮咬。拆线后待伤口完全愈合（拆线后2～3天）可蘸水清洁，防止暴力去除结痂，可遵照医嘱使用抗瘢痕药物预防瘢痕形成。

7．出院后如何居家护理 出院后半年内避免直接压迫再造外耳，避免外伤、冻伤、烫伤、蚊虫叮咬及可能会伤及再造耳的活动。尽量保持耳部清洁，避免感染。1个月内，请您防止撞击胸部取软骨区。采用植皮术患者需要加强植皮部位护理，术后2周内通常会加压包扎，需保持术区包堆敷料清洁、干燥，观察敷料是否有松脱、移位、渗血、渗液及异味等情况，出现异常及时寻求医护人员帮助。

8．定期复查 术后1、3、6及12个月到医院复查，或遵循医生意见复诊观察效果、评估再次手术的时间。如供区存在毛发，自觉影响美观，请与主诊医生沟通，必要时行脱毛治疗。如有不适及时随诊。

温馨提示

以上内容供参考，请以医嘱为准。

面部除皱术

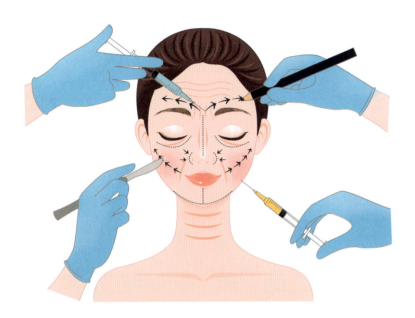

　　面部除皱术也称为面部年轻化手术，是通过手术的方法将面颈部皮肤及其深部的组织、结构分离后，向后、向上进行提拉固定，从而使面部软组织、肌肉和皮肤收紧，达到面部轮廓年轻化的状态。该手术可展平或消除表面的皱纹，使某些部位的老化性松垂得到改变。主要适用于颊、颌下松垂者，重力性皱纹及活动性皱纹（额纹、眉间纵纹、鼻根横纹）患者。

⊚ 术前注意事项

　　1．做好心理准备　您在面部除皱手术前应与医生充分沟通，对手术的过程和预后效果有客观的认识，根据自己的情况选择最适合的手术方式。

　　2．了解手术风险　手术存在一定的客观风险。由于面部组织稀松，面部除皱术后会出现明显的生理性肿胀，因此术后短期内无法达到最佳效果，需要一段时间的恢复期。术后需要根据医嘱佩戴适合的弹力面罩，会影响整体舒适性，要有充足的心理准备。术后如果出现切口处感染、皮肤破溃或坏死等情况时，请您及时到正规医疗机构就诊，以得到正规诊治。

3. 配合完成术前检查

（1）常规检查：包括血常规、血生化、凝血、输血八项等血液检验，以及心电图、胸部X线等检查，以便了解您是否处于良好的身体状态，是否可以接受手术治疗。

（2）术前照相：多角度收集面部清晰图片资料，供手术效果对比。

4. 做好术前准备

（1）您如患有高血压、糖尿病、心脏病等基础疾病，出现发热、上呼吸道感染症状及月经来潮，或者有其他疾病史、手术史、药物过敏史等，请在术前与医生充分沟通，以便医生评估您能否实施手术，或者为您更换更适合的治疗方案。女性患者同时需避开妊娠期。

（2）如果长期服用某些药物，也应在初诊时如实告知医生。如果长期服用抗凝、血管扩张等药物，应在术前停药2周，以防止术中出血过多。

（3）术前1周应戒烟、戒酒。

（4）皮肤准备：术前护士会根据医嘱要求剃除您手术部位的头发，帮助您完善皮肤准备。术前1日晚及手术当日晨起均需使用0.05%醋酸氯己定溶液清洁头发及面部，擦干头发后佩戴一次性圆帽，避免涂抹化妆品。洗头时注意保暖，以预防感冒，勿使消毒液及清洁剂进入眼、耳内引起不适。

（5）肠道准备：如为局麻手术，请您在术前1日晚及术日晨进食少量易消化的食物。如为全麻手术，请在术前1日晚进清淡饮食，晚上12时后至手术不再进食任何固体、液体食物，防止麻醉或手术过程中呕吐物吸入气管引起窒息或吸入性肺炎。

（6）为保证休息质量，如术前1日晚难以入睡，可向医护人员申请服用适量助眠的药物。

（7）术日晨准备：请您在手术当日起床后清水洗脸，不涂抹任何化妆品及护肤品。如有义齿需取下，摘除眼镜、手表、发夹、耳环及项链等饰物，连同贵重物品交由家属妥善保管。

🔥 术后注意事项

1. 如何选择卧位 术后返回病室通常是麻醉清醒的状态，医护人员根据您麻醉恢复的情况，会协助您由去枕平卧位、高枕卧位到半卧位、端坐卧位逐渐过渡。如无恶心、呕吐等不适症状，建议您尽量采取半卧位和端坐卧位，该体位利于减轻头面部肿胀。如有眩晕、呕吐、头痛等不适症状，请及时告知医护人员。

2. 如何喝水进食 如果是局麻的手术，手术后如无恶心、呕吐等胃部不适症状，可以立刻开始喝水、进食。如果是全麻手术，待麻醉完全清醒后（术后 4～6 小时）就可以逐渐开始喝水、进食。喝第一口水后间隔几分钟，如无胃部不适，就可以逐渐增加喝水的量到正常状态；初次进食以温凉流食为主，避免热刺激带来不适，遵照循序渐进的原则，避免食物快速大量进入胃部引起不适。术后 48 小时内建议您进食常温易消化流质、半流质饮食，如粥、汤食等，切勿饮用热水或过热食物，避免血管扩张造成术区出血。术后 48～72 小时后可进温软食，如面条、面片等，之后逐渐过渡到正常饮食。拆线前避免大口进食，以免增加术区张力影响愈合及美观。

3. 如何护理引流管 医生会依据术区情况留置伤口引流管 1～3 天，医护人员会帮您妥善固定管路，请您在活动时注意保护，避免打折、牵拉而引起管路引流不畅和脱出。如遇引流液体量突然增多或颜色变鲜红，请及时告知医护人员。

4. 如何护理伤口 为了预防血肿发生，术后往往需要头部加压包扎。请您关注敷料有无新鲜渗血，如有请及时告知医护人员。拆线前护士会使用 0.05% 醋酸氯己定溶液给您治疗性洗头，清洁伤口及血痂。残留的黑痂避免暴力祛除，需待其自然脱落。面部切口处需使用抗瘢痕治疗及防晒。

5. 注意预防跌倒 因头面部的加压包扎，您容易出现头痛、头晕等不适症状，因此需注意预防跌倒。卧床期间请您使用床挡保护，避免坠床。避免手术当日下床，术后第 1 日进食后由医护人员或家属搀扶下床，如头晕严重可暂缓下床活动。请您穿着合适的衣裤，避免绊倒。

6. 何时拆线　耳前切口术后 7 天左右拆线，头皮切口需要 2 周左右拆线。

7. 如何洗澡　拆线后 24 ~ 48 小时后方可洗澡，但应避免用力揉搓伤口处，以免伤口裂开。通常推荐快速淋浴，洗澡完成后快速擦干伤口处皮肤。

8. 定期复查　术后按医生要求按时来院复诊，如有不适及时随诊。

温馨提示

以上内容供参考，请以医嘱为准。

面瘫矫正术

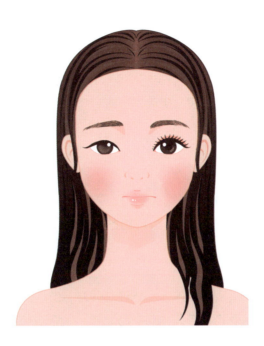

　　面瘫是由先天性或后天性多种原因造成的面神经损害，以面部表情功能障碍和组织营养障碍为主要表现，以面部表情肌功能不全或丧失为主要症状。面瘫矫正术主要用于修复先天性面瘫、特发性面瘫以及各种疾病或手术引起的面瘫。

◎ 术前注意事项

　　1. **做好心理准备**　请您在手术前与医生充分沟通，对手术的过程和预后效果有客观的认识，根据自己的情况选择最适合的手术方式。

　　2. **了解手术风险**　手术存在一定的客观风险。由于伤口局部的生理性水肿反应，面瘫矫正术后面部可能会出现生理性肿胀、瘢痕增生等，需要遵照医护人员的专业指导，通过一定时间的护理来恢复。术后如果对面部外形不满意，或出现感染、皮肤破溃或坏死，请及时到正规医疗机构就诊，以得到正规诊治。

3．配合完成术前检查

（1）常规检查：包括血常规、血生化、凝血及输血八项等血液检验，以及心电图、胸部 X 线等检查，目的是了解您是否处于良好的身体状态，是否可以接受手术治疗。

（2）专科检查：颞骨 CT、肌电图检查了解颅面骨骼及面部肌肉发育情况。味觉检查了解茎乳孔内的神经是否受损。听觉检查测试镫骨肌的功能。泪液检查检测膝状神经节是否受损。

（3）术前照相：多角度收集面部清晰图片资料，供手术效果对比。

4．做好术前准备

（1）如自身患有心脏病、高血压、糖尿病等基础疾病，出现发热、上呼吸道感染症状及月经来潮，或者有药物过敏史，请在术前与医生充分沟通，以便医生评估您能否实施手术，或者为您更换更适合的治疗方案。同时需避开妊娠期。

（2）如果长期服用某些药物，也应在初诊时如实告知医生。如果长期服用抗凝、血管扩张等药物，应在术前停药 2 周，以防止术中出血过多。

（3）皮肤准备：术前医护人员会协助您进行皮肤准备。术前 1 日晚和手术当日晨起均需使用 0.05% 醋酸氯己定溶液清洁头发及面部，擦干头发后佩戴一次性圆帽，避免涂抹化妆品。清洁时注意保暖、预防感冒，避免清洁剂进入眼部、鼻部和耳部。按要求清洁鼻腔及术区，避免术区涂抹任何化妆品。

（4）口腔、眼部准备：术前 3 日需要用 0.1% 西吡氯铵溶液漱口，有口腔疾患应积极治疗；如果您眼睑不能闭合，需要使用眼膏或眼药水保护眼睛。

（5）手足准备：术区修剪指甲，如供区为足部，也需要修剪趾甲。术前 1 日晚和手术当日早晨使用 0.05% 醋酸氯己定溶液泡脚各 1 次。如有足癣需要应用硝酸咪康唑提前对症处理，待足癣痊愈后再行手术。

（6）肠道准备：如为局麻手术，请您在术前 1 日晚及术日晨进食少量易消化的食物。如为全麻手术，请在术前 1 日晚进清淡饮食，晚上 12 时后至手术不再进食任何固体、液体食物，防止麻醉或手术过程中呕吐物吸入气管引起窒息或吸入性肺炎。

（7）为保证休息质量，如术前 1 日晚难以入睡，可向医护人员申请服用适量助眠的药物。

（8）术日晨准备：请您在手术当日起床后清水洗脸，不涂抹任何化妆品及护肤品。如有义齿需取下，摘除眼镜、手表、发夹、耳环及项链等饰物，连同贵重物品交由家属妥善保管。

术后注意事项

1．如何选择卧位　术后返回病室通常是麻醉清醒的状态，医护人员根据您麻醉恢复的情况，会协助您由去枕平卧位、高枕卧位到半卧位、端坐卧位逐渐过渡。如无恶心、呕吐等不适症状，建议您尽量采取半卧位和端坐卧位，该体位利于减轻头面部肿胀。如有眩晕、呕吐、头痛等不适症状，请及时告知医护人员。

2．如何喝水进食　如果是局麻的手术，手术后无恶心、呕吐等胃部不适症状，可以立刻开始喝水、进食。如果是全麻手术，麻醉完全清醒后（术后 4～6 小时）就可以逐渐开始喝水、进食。喝第一口水后间隔几分钟，如无胃部不适，就可以逐渐增加喝水的量到正常状态；初次进食以温凉流食为主，避免热刺激带来不适，遵照循序渐进的原则，避免食物快速大量进入胃部引起不适。术后 3 周内建议您使用注射器向口内注入流质饮食，然后逐渐过渡到半流质饮食，切勿饮用热水或过热食物，避免血管扩张造成术区出血。3 个月后恢复为普食。尽量避免咀嚼运动，以避免术区出血及增加伤口张力。鼓励您进食富含高维生素、高蛋白质的饮食，防止营养缺失。

3．如何护理引流管　术后医生会根据情况在您的术区放置引流管 3～5 天，医护人员会帮您妥善固定管路，请您在活动的时候注意保护，避免打折、牵拉而引起管路引流不畅和脱出。如遇引流量突然增多或引流液颜色变鲜红色，请及时告知医护人员。

4．如何护理伤口　如果您的术区涉及眼部，需注意有无眼球摩擦感及角膜刺激征。如存在眼睑闭合不全，可滴眼药水和涂眼药膏保护角膜，防止角膜溃疡发生。如眼部有分泌物，可用无菌棉签及时清除。注意观察伤口敷料是否有脱落、松动，观察敷料上是否有渗出物，出现异常及时告知医护人员。

5．如何清洁口腔　保持口腔及口角缝线的清洁，必要时局部可覆盖油纱保护，进食后及睡前使用漱口水漱口。

6．注意预防跌倒　因头面部敷料加压包扎，您可能会感到头痛、头晕，同时也可能存在视野缺损及足部的术区，因此需特别注意预防跌倒。建议您卧床期间使用床档保护，避免发生坠床；手术返回病房当日床上活动，改变体位时速度缓慢；术后第 1 日进餐后由医护人员或家属搀扶下床活动；如头晕严重可延长卧床时间，待好转后再循序渐进增加活动量。穿长短合适的衣裤，避免绊倒；夜间行走注意开灯照明。

7．何时洗澡　面部术区通常术后 10 ~ 14 天拆线。足部术区术后 14 天拆线。拆线 24 ~ 48 小时后方可洗澡，但应避免用力揉搓伤口处，以免伤口裂开，通常推荐短时间淋浴，洗澡完成后快速擦干伤口处皮肤。

8．定期复查　按医生要求复诊，配合医生拍摄照片，以评估术后效果和功能。如有不适及时随诊。

温馨提示

以上内容供参考，请以医嘱为准。

隆乳术

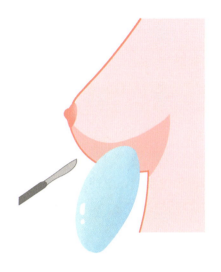
假体隆乳术

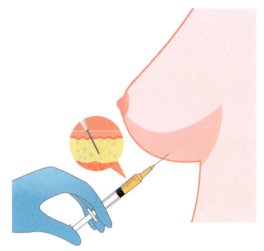
自体脂肪移植隆乳术

隆乳术是指通过整形外科技术增大乳房体积、改善乳房形态的手术。目前常用的隆乳方式有两种：假体隆乳术与自体脂肪移植隆乳术。本节以假体隆乳术为例展开说明。假体隆乳术是指在体内置入人工乳房假体从而增大乳房体积的手术技术。

术前注意事项

1. **做好心理准备**　您在手术前应与医生进行充分的沟通，对手术效果及风险进行评估，根据自己的情况选择最适合的假体与手术方式，同时做好正确的心理预期。

2. **了解手术风险**　隆乳术存在一定的客观风险，假体隆乳术后需要一段时间的恢复期，术后如果对乳房外形不满意，或出现感染、皮肤破溃、坏死等情况，有再次行假体取出手术的风险。因此，请尽量到正规医疗机构就诊，以得到正规诊治。

3．配合完成术前检查

（1）常规检查：包括血常规、血生化、凝血及输血八项等血液检验，以及心电图、胸部 X 线等检查，以便了解您是否处于良好的身体状态，是否可以接受手术治疗。

（2）专科检查：术前应进行乳腺评估，无乳房肿瘤残余及炎性疾病才可以进行隆乳手术。根据自身特点和要求，请与医生协商选择合适的假体类型和型号。

（3）术前照相：多角度收集乳房清晰图片资料，供手术效果对比。

4．做好术前准备

（1）如自身患有高血压、糖尿病、心脏病等基础疾病，出现发热、上呼吸道感染症状及月经来潮，既往做过乳房手术或有药物过敏史，请在术前与医生充分沟通，以便医生评估您能否实施手术，或者为您更换更适合的治疗方案。同时需避开妊娠期。

（2）如果长期服用某些药物，也应在初诊时如实告知医生。如果长期服用抗凝、血管扩张等药物，应在术前停药 2 周，以防止术中出血过多。

（3）术前 1 周应戒烟、戒酒。

（4）皮肤准备：请您保持术区皮肤清洁干燥，勤换内衣。护士会帮助您剃除术区毛发，检查手术区域皮肤完整性及有无皮疹、破溃、感染等。皮肤准备完成后建议您洗澡清洁皮肤，但注意清洗时不要去除医生用记号笔标出的切口线。

（5）肠道准备：隆乳术通常为全麻手术，请在术前 1 日晚清淡饮食，晚上 12 时后至手术不再进食任何固体、液体食物，防止麻醉或手术过程中呕吐物吸入气管引起窒息或吸入性肺炎。

（6）为保证休息质量，如术前 1 日晚难以入睡，可向医护人员申请服用适量助眠的药物。

（7）术日晨准备：如有义齿需取下，摘除眼镜、手表、发夹、耳环及项链等饰物，连同贵重物品交由家属妥善保管。

术后注意事项

1．如何选择卧位　术后返回病室通常是麻醉清醒的状态，医护人员根据您麻醉恢复的情况，会协助您由去枕平卧位、高枕卧位到半卧位、端坐卧位逐渐过渡。如有眩晕、呕吐、头痛等不适症状，请及时告知医护人员。

2．如何喝水进食　全麻手术待麻醉完全清醒后（术后 4 ~ 6 小时）就可以逐渐开始喝水、进食。喝第一口水后间隔几分钟，如无胃部不适，就可以逐渐增加喝水的量到正常状态；初次进食以易消化流食为主，遵照循序渐进的原则，避免食物快速大量进入胃部引起不适。建议您进食高热量、高蛋白、高维生素饮食，以增强免疫力，利于伤口愈合。

3．如何护理引流管　术后医生会根据情况在您的术区放置引流管 3 ~ 7天，医护人员会帮您妥善固定各管路，请您在活动时注意保护，避免打折、牵拉而引起管路引流不畅和脱出。如遇引流液体量突然增多或颜色变鲜红，请及时告知医护人员。

4．如何护理尿管　为避免术中排尿污染手术台，术中一般会留置尿管。留置尿管期间，您可以多饮水、多排尿，以预防泌尿系感染。通常术后第1日下地活动后即可拔除，拔除尿管后的第一次排尿会有针刺感，这是正常现象，多次排尿后会自行缓解。如拔除尿管后自行排尿困难，请您及时告知医护人员。

5．如何护理伤口　术后伤口是敷料覆盖状态，并采用胸带持续加压包扎，如有胸闷、胸部胀痛，以及发现敷料有渗血、渗液或松脱，请及时通知医护人员。

6．如何预防跌倒　术后卧床期间，您可以在床上多活动四肢，避免静脉血栓的发生。鼓励早期下床活动，限制上肢大幅度或负重活动。手术后第1日进餐后可由医护人员或家属搀扶下床活动，改变体位时速度要缓慢，如头晕严重可延长卧床时间，待好转后再循序渐进增加活动量。穿长短合适的衣裤，夜间下床活动开地灯照明，避免跌倒。

7．如何康复活动　术后半年内避免上肢扩胸及外展运动，遵从医生要求佩戴弹力带或穿弹力衣，保持假体位置固定。术后 1 ~ 3 个月内禁止大力挤压、碰撞、揉搓乳房。如出现乳房不对称、位置变化、突发胀痛或皮肤破溃、发红、变硬等异常情况，应及时到医院复诊。

8. 何时洗澡　术后 7 ~ 10 天拆线。拆线后 24 ~ 48 小时可酌情沐浴，但应避免用力揉搓伤口处，防止伤口裂开，推荐快速淋浴，洗澡完成后快速擦干伤口处皮肤。

9. 定期复查　按医生要求复诊，配合医生拍摄照片，以评估术后效果和功能。如有不适及时随诊。

温馨提示

以上内容供参考，请以医嘱为准。

乳房再造术

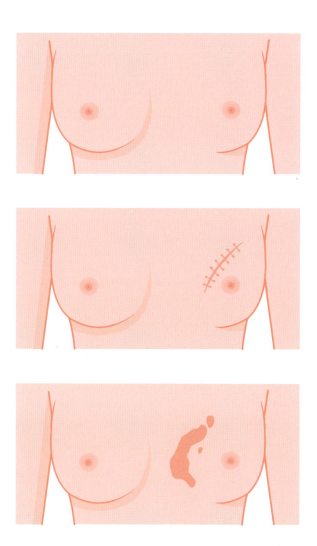

　　乳房再造术主要用于矫正乳房疾病或乳房手术后引起的胸壁畸形和乳房缺损。再造手术方式可以选择假体植入、自体组织移植（腹直肌肌皮瓣、背阔肌肌皮瓣、腹壁下动脉穿支皮瓣等）、自体组织移植与乳房假体联合使用。

🎙 术前注意事项

1. 做好心理准备　请在乳房再造术前与医生进行充分的沟通，对手术效果及风险进行评估，做好正确的心理预期。再造的乳房只是乳房形态上的相像，无法恢复完整的乳房功能，目的是帮助您改善着衣时的形态，恢复体像。部分再造手术无法一次完成，需要二期、三期手术，请您对手术的效果与过程有一个客观的认知。根据您自身特点和要求，请与医生协商选择合适的假体类型和型号。

2. 了解手术的风险　手术存在一定的客观风险，乳房再造术后需要一段时间的恢复期，术后如果对乳房外形不满意，或出现感染、皮肤破溃或坏死，有假体取出再次手术的风险。因此，请尽量到正规医疗机构就诊，以得到正规诊治。

3. 配合完成术前检查

（1）常规检查：包括血常规、血生化、凝血、输血八项等血液检验，以及心电图、胸部 X 线等检查，以便了解您是否处于良好的身体状态，是否可以接受手术治疗。

（2）专科检查：术前需行乳腺相关检查，如超声、钼靶等，必要时做病理检查，鉴别良性肿瘤、恶性肿瘤，确定乳腺切除原因，便于确定手术方式。

4. 做好术前准备

（1）如自身患有高血压、糖尿病、心脏病等基础疾病，出现发热、上呼吸道感染症状及月经来潮，既往做过乳房手术或有药物过敏史，请在术前与医生充分沟通，以便医生评估您能否实施手术，或者为您更换更适合的治疗方案。同时需避开妊娠期。

（2）如果长期服用某些药物等，也应在初诊时如实告知医生，如果长期服用抗凝、血管扩张等药物，应在术前停药 2 周，以防止术中出血过多。

（3）术前 1 周应戒烟、戒酒。

（4）皮肤准备：请您保持术区皮肤清洁、干燥和完整，勤换内衣，如有皮疹、破溃、感染等，请及时告知医护人员。护士会帮助您剃除术区毛发。皮肤准备完成后建议您洗澡清洁皮肤，但注意清洗时不要去除医生用记号笔标出的切口线。

（5）肠道准备：乳房再造术通常为全麻手术，请您在术前 1 日晚清淡饮食，晚上 12 时后至手术不再进食任何固体、液体食物，防止麻醉或手术过程中呕吐物吸入气管引起窒息或吸入性肺炎。

（6）为保证休息质量，如术前 1 日晚难以入睡，可向医护人员申请服用适量助眠的药物。

（7）术日晨准备：如有义齿需取下，摘除眼镜、手表、发夹、耳环及项链等饰物，连同贵重物品交由家属妥善保管。

术后注意事项

1．如何选择卧位　术后返回病室通常是麻醉清醒的状态，医护人员根据您麻醉恢复的情况，会协助您由去枕平卧位、高枕卧位、半卧位到端坐卧位逐渐过渡。如无恶心、呕吐等不适症状，建议您尽量采取半卧位，以降低胸部张力，减轻疼痛；若您应用了背阔肌皮瓣移植，术后因您前胸及后背的伤口较大，患侧上肢需要限制活动范围，请遵照医护人员指导做到有效制动。若您采用腹部皮瓣移植，术后 72 小时应保持屈膝屈髋体位，以减轻腹部张力，另外患者床下活动时建议采用胸背前倾体位，以减轻术区组织牵拉引起疼痛。

2．如何喝水进食　全麻手术，待麻醉完全清醒后（术后 4 ~ 6 小时）就可以逐渐开始喝水、进食。喝第一口水后间隔几分钟，如无胃部不适，就可以逐渐增加喝水的量到正常状态；初次进食以易消化流食为主，遵照循序渐进的原则，避免食物快速大量进入胃部引起不适。术后恢复期建议您进食高热量、高蛋白、高维生素饮食，以增强抵抗力，有利于伤口的愈合。

3．如何护理引流管　术中医生会根据您的情况在术区留置伤口引流管3 ~ 7 天，医护人员会妥善固定好各管路，请您在活动时注意保护，避免打折、牵拉而引起管路引流不畅和脱出。如遇引流液体量突然增多或颜色变鲜红，请及时告知医护人员。留置的伤口引流管根据个体情况及引流量予以去除，一般留置时长为 5 ~ 7 天。

4．如何护理尿管　为避免术中排尿污染手术台，术中一般会留置尿管。留置尿管期间，您可以多饮水、多排尿，以预防泌尿系感染。通常术后第 1 日下地活动后即可拔除，拔除尿管后的第一次排尿会有针刺感，这是正常现象，多次排尿后会自行缓解。如拔除尿管后自行排尿困难，请您及时告知医护人员。

5．如何护理伤口　术后伤口是敷料包扎状态，如果您是采用游离皮瓣移植，请配合医护人员观察皮瓣颜色、指压反应及皮瓣温度以评判局部血运情况，注意保暖以促进局部循环。如有胸闷、胸部胀痛，或发现敷料有渗血、渗液或松脱，请及时通知医护人员。

6．如何正确康复锻炼　术后清醒即可半卧位或在床上进行下肢功能锻炼（如抬腿、踝泵运动等）。术后第 1 日即可在医护人员协助下床旁活动，建立每日活动目标，逐日增加活动量，减少血栓风险。如行乳腺癌根治性切除术加一期乳房再造术，则患侧上肢应循序渐进开展功能锻炼：术后 1 ~ 3 天：指掌及手部力量练习如握拳、松拳、旋转手腕。术后 4 ~ 7 天：可以进行强度较低的活动，如散步、腕部及肘部屈伸运动；可以用手臂完成不超过肩膀高度的轻度活动，如洗脸、刷牙、吃饭，以及用手术侧手摸同侧耳朵、对侧肩膀等动作；穿胸衣时在前方扣扣子，再将其转到后方去，避免手臂向后背。术后 8 ~ 14 天（引流管拔除、伤口拆线后）：肩关节伸展等功能锻炼。避免将手臂举过肩膀或向后伸展，避免提重物（0.5kg 以上），避免推门、拉门。术后 3 ~ 4 周：伤口愈合良好后，可实施功能锻炼。例如尝试逐步将患侧手臂举过头顶→患侧手臂放在对侧肩上→健侧手托住患侧肘关节并向外上方推；循序渐进实施患侧手爬墙运动；患侧手臂沿同侧耳朵→头顶→对侧耳朵梳理头发。此时期避免大幅度上肢活动，不要进行手臂后伸（如伸懒腰）、外展等活动，切忌扩胸、提重物，避免胸大肌收缩，避免强力撞击和扎伤。术后 6 周：可以恢复多数上肢正常活动（提重物除外），患侧手臂能绕过头顶，手能摸对侧耳，可以开车。但依然不要挤压重建后的乳房，如趴着睡觉、穿聚拢型胸衣等。假体植入乳房再造术后 3 个月应尽量减少患侧上肢外展运动。尽量平睡，不要趴睡、侧睡等。

7．疼痛护理　术后手术区域或腋窝可能会有疼痛反应，应及时告知医护人员，排除血肿、感染等因素后，可在医生指导下使用止痛药。

8．何时拆线洗澡　根据伤口恢复情况，术后 10 ～ 14 天可间断拆线。拆线后 24 ～ 48 小时可酌情沐浴，但应避免用力揉擦胸部和伤口处，防止伤口裂开及乳房下垂。

9．坚持居家压力治疗　术后为减少伤口张力，防止瘢痕过度增生，同时避免假体再造术后的乳房移位，通常需穿着压力胸衣或压力服 3 ～ 6 个月，其中第 1 个月需 24 小时佩戴、力度适宜。植入扩张器患者，建议在术后第 1 次注水后至最后 1 次注水完成后 1 个月，使用压力胸衣及压力带，并在注水后 1 周内 24 小时佩戴。扩张器置换为假体后，同假体再造术后压力治疗。腹部皮瓣乳房再造术后患者需穿压力裤或压力腹带，横行腹直肌肌皮瓣转移乳房再造术后建议穿 6 个月，腹壁下动脉穿支皮瓣手术后建议穿 1 个月。并且上述手术后患者应首选医疗级专业压力胸衣。

10．定期复查　按照主管医生医嘱定期复查，如有不适及时随诊。

温馨提示

以上内容供参考，请以您的主诊医生医嘱为准。

乳房缩小成形术

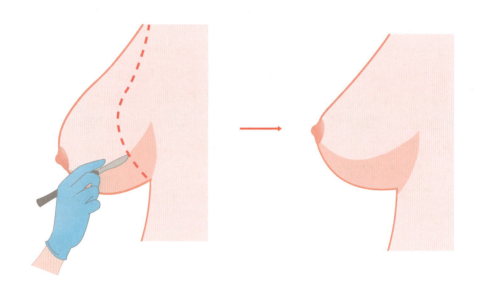

乳房缩小成形术是通过外科手术方式，去除乳房部分腺体组织，并对乳房形态进行雕塑的整形手术。目前以垂直切口乳房缩小术、倒 T 切口垂直双蒂法及双环形切口乳房缩小成形术最为常用。

⊚ 术前注意事项

1. 做好心理准备　请在手术前与医生进行充分的交流，对手术效果及风险进行评估，做好正确的心理预期。根据自身特点和要求，配合医生测量各项数值，如身高、体重、锁乳线及经乳头胸围，根据各项数值设计确定新建乳头、乳晕位置和乳房大小，并与医生协商选择适合的手术方式和术后预期。

2. 了解手术的风险　乳房缩小成形术的目标是满意的乳房形态、不明显的瘢痕、自身感觉的改善和持久的效果。但手术存在一定的客观风险，术后需要一段时间的恢复期，才能达到最终的效果。术后如果对乳房形态不满意，或出现感染、瘢痕明显、皮肤破溃或乳头乳晕坏死，有再次手术的风险。因此，请尽量到正规医疗机构就诊，以得到正规诊治。

3．配合完成术前检查

（1）常规检查：包括血常规、血生化、凝血及输血八项等血液检验，以及心电图、胸部 X 线等检查，以便了解您是否处于良好的身体状态，是否可以接受手术治疗。

（2）专科检查：术前需行乳腺相关检查（如超声等），便于确定手术方案。

（3）术前照相：多角度收集乳房清晰图片资料，供手术效果对比。

4．做好术前准备

（1）如自身患有高血压、糖尿病、心脏病等基础疾病，出现发热、上呼吸道感染症状及月经来潮，既往做过乳房手术或者有药物过敏史，请在术前与医生充分沟通，以便医生评估您能否实施手术，或者为您更换更适合的治疗方案。同时需避开妊娠期。

（2）如果长期服用某些药物等，也应在初诊时如实告知医生，如果长期服用抗凝、血管扩张等药物，应在术前停药 2 周，以防止术中出血过多。

（3）术前 1 周应戒烟、戒酒。

（4）皮肤准备：请您保持术区皮肤清洁干燥和完整，勤换内衣，如有皮疹、破溃、感染等，请及时告知医护人员。护士会帮助您刮除术区毛发。皮肤准备完成后建议您清洁皮肤，但注意清洗时不要去除医生用记号笔标出的切口线。

（5）肠道准备：乳房缩小成形术通常为全麻手术，请您在术前 1 日晚进食清淡饮食，晚上 12 时后至手术不再进食任何固体、液体食物，防止麻醉或手术过程中呕吐物吸入气管引起窒息或吸入性肺炎。

（6）为保证休息质量，如术前 1 日晚难以入睡，可向医护人员申请服用适量助眠的药物。

（7）术日晨准备：如有义齿需取下，摘除眼镜、手表、发夹、耳环及项链等饰物，连同贵重物品交由家属妥善保管。

🖊️ 术后注意事项

1. 如何选择卧位　术后返回病室通常是麻醉清醒的状态，医护人员根据您麻醉恢复的情况，会协助您由去枕平卧位、高枕卧位、半卧位到端坐卧位逐渐过渡。如无恶心、呕吐等不适症状，建议您尽量采取半卧位，以降低胸部张力，减轻疼痛；下床活动时建议采用胸背前倾体位，以减轻术区组织牵拉引起的疼痛。

2. 如何喝水进食　全麻手术待麻醉完全清醒后（术后 4 ~ 6 小时）就可以逐渐开始喝水、进食。喝第一口水后间隔几分钟，如无胃部不适，就可以逐渐增加喝水的量到正常状态；初次进食以易消化流食为主，降低胃黏膜刺激反应，遵照循序渐进的原则，避免食物快速大量进入胃部引起不适。术后恢复期建议您进食高热量、高蛋白、高维生素饮食，以增强抵抗力，利于伤口的愈合。

3. 如何护理引流管　术中医生会根据您的情况在术区留置伤口引流管 3 ~ 7 天，医护人员会妥善固定好各管路，请您在活动时注意保护，避免打折、牵拉而引起管路引流不畅和脱出。如遇引流液体量突然增多或颜色变鲜红，请及时告知医护人员。留置的伤口引流管根据个体情况及引流量去除，一般留置时长为 5 ~ 7 天。拔除引流管后穿弹力胸衣 3 个月。

4. 如何护理尿管　为避免术中排尿污染手术台，术中一般会留置尿管。留置尿管期间，您可以多饮水、多排尿，以预防泌尿系感染。通常术后第 1 日下地活动后即可拔除，拔除尿管后的第一次排尿会有针刺感，这是正常现象，多次排尿后会自行缓解。如拔除尿管后自行排尿困难，请您及时告知医护人员。

5. 如何护理伤口　术后伤口是敷料覆盖状态，并采用胸带持续加压包扎，如有胸闷、胸部胀痛，以及发现敷料有渗血、渗液或松脱，请及时通知医护人员。

6. 配合监测生命体征　切除组织量越大机体越容易出现吸收热，这属于正常现象。术后 3 日内，请配合医护人员监测体温变化，每天至少 4 次；一般术后 3 天内体温不高于 38.5℃为手术吸收热，不要过于焦虑，通常可通过多饮水、物理降温法缓解；如体温高于 38.5℃，则应在医生的指导下使用降温、抗感染等治疗。

7．如何床旁活动　建议早期下地活动，预防感染及栓塞类并发症；卧床期间，也要增加足部及双下肢和臀部活动，提倡主动运动方式。

8．疼痛护理　乳房缩小成形术创面较大，睡眠时应当仰卧位，避免压迫乳房。部分患者术后可能出现切口中度、重度疼痛，应及时告知医护人员，可在医生指导下使用止痛药。当切口愈合良好且生命体征平稳时，可采用其他方法缓解疼痛，如深呼吸、意念放松法及分散注意法等。

9．何时拆线换药　根据伤口恢复情况，术后 7 ～ 14 天可间断拆线。拆线后 24 ～ 48 小时可酌情沐浴，但应避免用力揉搓伤口处，防止伤口裂开。对于乳房缝线局部的痂皮，不要强行撕脱，应待其自然脱落。

10．居家压力治疗　术后需穿着内衣或压力服 3 个月，以减少伤口张力，达到塑形、防止瘢痕过度增生的最佳效果。

11．乳头乳晕麻木护理　手术后可能会出现乳头、乳晕麻木的感觉，通常术后 3 ～ 6 个月可自然恢复。术后 15 天可以开始行乳房按摩，每天 2 ～ 3 次，每次 10 分钟左右，力量由轻到重，以促进乳腺血运、乳头感觉的恢复，加快创面软组织的恢复。

12．按定期复查　术后按医生要求按时来院复诊，如您出现术区皮肤破溃、疼痛加重等不适症状，请及时就诊。

温馨提示

以上内容供参考，请以医嘱为准。

乳房下垂矫正术

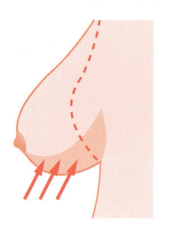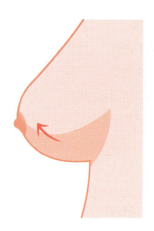

　　乳房下垂矫正术是将腺体、乳头、乳晕上提固定于正常的位置，切除过松的皮肤，以恢复乳房正常形态的治疗技术。乳房下垂矫正术的手术方式目前应用较多的有双环形乳晕切口法乳房上提术、垂直法乳房下垂矫正术、倒 T 形切除法乳房下垂矫正术等。

⊘ 术前注意事项

　　1. 做好心理准备　您在手术前应与医生充分沟通，对手术的过程和预后效果有客观的认识，以平和的心态迎接手术。

　　2. 了解手术风险　手术存在一定的客观风险，乳房下垂矫正术后需要一段时间的恢复期，术后如果对乳房外形不满意，或出现感染、皮肤破溃或坏死，有再次手术的风险。因此，请尽量到正规医疗机构就诊，以得到正规诊治。

　　3. 配合完成术前检查

　　（1）常规检查：包括血常规、血生化、凝血及输血八项等血液检验，以及心电图、胸部X线等检查，以便了解您是否处于良好的身体状态，是否可以接受手术治疗。

（2）专科检查：术前需行乳腺相关检查，如超声等，便于确定手术方案。

（3）术前照相：多角度收集乳房清晰图片资料，供手术效果对比。

4. 做好术前准备

（1）如自身患有高血压、糖尿病、心脏病等基础疾病，出现发热、上呼吸道感染症状及月经来潮，既往做过乳房手术或有药物过敏史，请在术前与医生充分沟通，以便医生评估您能否实施手术，或者为您更换更适合的治疗方案。同时需避开妊娠期。

（2）如果长期服用某些药物等，也应在初诊时如实告知医生，如果长期服用抗凝、血管扩张等药物，应在术前停药2周，以防止术中出血过多。

（3）术前1周应戒烟、戒酒。

（4）皮肤准备：请您保持术区皮肤清洁干燥和完整，勤换内衣，如有皮疹、破溃、感染等，请及时告知医护人员。护士会帮助您剃除术区毛发。皮肤准备完成后建议您洗澡清洁皮肤，但注意清洗时不要去除医生用记号笔标出的切口线。

（5）肠道准备：乳房下垂矫正术通常为全麻手术，请您在术前1日晚进食清淡饮食，晚上12时后至手术不再进食任何固体、液体食物，防止麻醉或手术过程中呕吐物吸入气管引起窒息或吸入性肺炎。

（6）为保证休息质量，如术前1日晚难以入睡，可向医护人员申请服用适量助眠的药物。

（7）术日晨准备：如有义齿需取下，摘除眼镜、手表、发夹、耳环及项链等饰物，连同贵重物品交由家属妥善保管。

术后注意事项

1. 如何选择卧位　术后返回病室通常是麻醉清醒的状态，医护人员根据您麻醉恢复的情况，会协助您由去枕平卧位、高枕卧位、半卧位到端坐卧位逐渐过渡。如无恶心、呕吐等不适症状，建议您尽量采取半卧位以降低胸部张力，减轻疼痛；下床活动时建议采用胸背前倾体位，以减轻术区组织牵拉引起的疼痛。

2．如何喝水进食 全麻手术待麻醉完全清醒后（术后 4 ~ 6 小时）就可以逐渐开始喝水、进食。喝第一口水后间隔几分钟，如无胃部不适，就可以逐渐增加喝水的量到正常状态；初次进食以易消化流食为主，遵照循序渐进的原则，避免食物快速大量进入胃部引起不适。术后恢复期建议您进食高热量、高蛋白、高维生素饮食，以增强抵抗力，利于伤口的愈合。

3．如何护理引流管 术中医生会根据您的情况留置伤口引流管，医护人员会帮您妥善固定管路。请您在活动时注意保护，避免打折、牵拉而引起管路引流不畅和脱出。如遇引流液体量突然增多或颜色变鲜红，请及时告知医护人员。

4．如何护理伤口 术后伤口是敷料包扎状态，并采用胸带持续加压包扎，如有胸闷、胸部胀痛，或发现敷料有渗血、渗液或松脱，请及时通知医护人员。

5．何时拆线换药 根据伤口恢复情况，术后 7 ~ 14 天可间断拆线。拆线后 24 ~ 48 小时可酌情沐浴，但应避免用力揉搓伤口处，防止伤口裂开。对于乳房缝线局部的痂皮，不要强行撕脱，应待其自然脱落。

6．居家压力治疗 术后患者需穿着内衣或压力服 3 个月，以减少伤口张力，达到塑形、防止瘢痕过度增生的最佳效果。

7．定期复查 术后按医生要求按时来院复诊，如出现术区皮肤破溃、疼痛加重等不适症状，请及时就诊。

温馨提示

以上内容供参考，请以医嘱为准。

聚丙烯酰胺凝胶取出术

聚丙烯酰胺凝胶取出术主要用于聚丙烯酰胺凝胶注射后要求取出的患者，以隆乳者最为多见。

🔍 术前注意事项

1. 做好心理准备　请在手术前与医生充分交流，对手术的过程和预后效果有客观的认识，以平和的心态迎接手术。

2. 了解手术的风险　由于聚丙烯酰胺凝胶注入后与人体自身组织交织混杂，所以很难完全彻底清除。取出后乳房形态会受到影响，并有包膜挛缩的风险。因此，推荐尽量到正规医疗机构就诊，降低手术风险。

3. 配合完成术前检查

（1）常规检查：包括血常规、血生化、凝血及输血八项等血液检验，以及心电图、胸部 X 线等检查，以便了解您是否处于良好的身体状态，是否可以接受手术治疗。

（2）专科检查：包括乳房胸部影像学检测，如 B 超、钼靶、MRI 等。提前了解您乳房内注射物及周围组织变化，以了解聚丙烯酰胺凝胶所在的层次和分布范围，也利于尽早排除乳腺癌的可能。需提前完善乳腺外科医生会诊。

（3）术前照相：多角度收集乳房清晰图片资料，供手术效果对比。

4. 做好术前准备

（1）如自身患有心脏病、高血压、糖尿病等基础疾病，出现发热、上呼吸道感染症状及月经来潮，既往做过乳房手术或者有药物过敏史，请在术前与医生充分沟通，以便医生评估您能否实施手术，或者为您更换更适合的治疗方案。同时需避开妊娠期。

（2）如果长期服用某些药物，也应在初诊时如实告知医生，如果长期服用抗凝、血管扩张等药物，应在术前停药 2 周，以防止术中出血过多。

（3）术前1周应戒烟、戒酒。

（4）皮肤准备：为减少术后感染的风险，请术前保持术区皮肤清洁、干燥、完整。护士会为您术前1日剃除腋窝的毛发。洗澡时注意保护医生用记号笔标出的切口线。手术当日胸部术区不要涂抹任何化妆品。

（5）肠道准备：聚丙烯酰胺凝胶取出术通常为全麻手术，请您在术前1日晚进食清淡饮食，晚上12时后至手术不再进食任何固体、液体食物，防止麻醉或手术过程中呕吐物吸入气管引起窒息或吸入性肺炎。

（6）为保证休息质量，如术前1晚难以入睡，可向医护人员申请服用适量助眠的药物。

（7）术日晨准备：如有义齿需取下，摘除眼镜、手表、发夹、耳环及项链等饰物，连同贵重物品交由家属妥善保管。

🖋 术后注意事项

1. 如何选择卧位 术后返回病室通常是麻醉清醒的状态，医护人员根据您麻醉恢复的情况，会协助您由去枕平卧位、高枕卧位到半卧位、端坐卧位逐渐过渡。如无恶心、呕吐等不适症状，建议您尽量采取半卧位和端坐卧位，该体位利于减轻胸部肿胀，使呼吸更顺畅。如有眩晕、呕吐、头痛等不适请及时告知医护人员。

2. 如何喝水进食 全麻手术待麻醉完全清醒后（术后4~6小时）可以逐渐开始喝水、进食。喝第一口水后间隔几分钟，如无胃部不适，可逐渐增加喝水量到正常状态；初次进食以易消化流食为主，也是遵照循序渐进的原则，避免食物快速大量进入胃部引起不适。术后1周内禁食辛辣刺激食物，以减少术后切口处瘢痕增生。适当进食高蛋白食物、多饮水，保证充足营养摄入，预防感冒。

3. 如何呼吸咳嗽 由于手术切口恰好位于胸前，胸式呼吸可能会牵扯胸口造成疼痛。因此，可尝试采用腹式呼吸。咳嗽咳痰时可以用双手按住胸部以减少疼痛；如果痰液过于黏稠不易咳出，请及时告知医生和护士，必要时可以行雾化吸入。

4．如何护理伤口　术后伤口会有胸带包裹，尽量保持伤口敷料清洁干燥，如果胸带松脱、移位、渗血、渗液及异味，或感觉手臂麻木肿胀等情况，及时告知医务人员处理。术后应用胸带或弹力背心固定胸部 3～6 个月，以减少伤口处张力，防止瘢痕过度增生。

5．如何护理引流管　医生会根据情况在您的术区放置引流管 3～5 天，医护人员会帮您妥善固定管路，请您在活动时注意保护引流管，避免打折、牵拉而引起管路引流不畅和脱出。如遇引流液体量突然增多或颜色变鲜红，请及时告知医护人员。

6．如何活动　术后应尽早下床活动。手术后 1 个月内避免高举手臂及提重物，避免进行蒸汽浴及游泳，避免剧烈活动。术后 1～3 个月内乳房不能受到大力的挤压、碰撞、揉搓。手术后伤口瘢痕在前 3 个月会出现硬化、凸起及泛红，属正常生理现象，约半年后会消退淡化至不明显的痕迹。如果您是瘢痕体质或担心产生瘢痕，建议咨询医护人员应用抗瘢痕治疗。

7．何时拆线洗澡　术后 7～10 天拆除加压包扎敷料，术后 10～14 天拆除缝线。拆线 24～48 小时后方可洗澡，但应避免用力揉搓伤口处，以免伤口裂开。通常推荐快速淋浴，洗澡完成后快速擦干伤口处皮肤。

8．定期复查　由于注射物不可能完全取出，请您按医生要求定期来院复查，如有不适及时随诊。

温馨提示

以上内容供参考，请以医嘱为准。

阴茎再造术

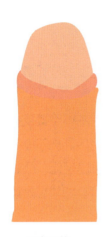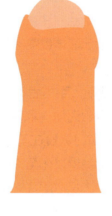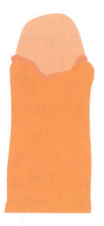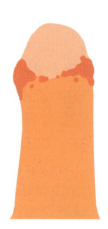

正常阴茎   阴茎形态异常与缺损

　　阴茎再造术是指运用整形美容外科手术技术修复阴茎形态上及功能上的部分或全部缺损，以恢复其排尿及生殖功能。

⊘ 术前注意事项

　　1．做好心理护理　在手术前请您与医生充分交流，了解手术的过程和预后效果，以平和的心态迎接手术。

　　2．了解手术的风险　阴茎再造术存在一定的客观风险，如血肿、性功能障碍、伤口愈合延迟、阴茎包皮水肿、皮瓣尖端坏死及阴茎回缩等。因此，请尽量到正规医疗机构就诊，以得到正规诊治。

　　3．配合完成术前检查

　　（1）常规检查：包括血常规、血生化、凝血及输血八项等血液检验，以及心电图、胸部X线等检查，以便了解您是否处于良好的身体状态，是否可以接受手术治疗。

（2）专科检查：第二性征发育情况，包括体型、毛发分布和青春期发育程度，以及有无男子乳腺女性化等，目的在于排查是否合并其他性发育异常。男性生殖器检查，包括阴茎、阴囊、睾丸、附睾及精索，必要时检查前列腺和精囊，目的在于探查性腺的位置与性状，为手术设计做准备。

4．做好术前准备

（1）若自身患有心脏病、高血压、糖尿病等基础疾病，出现发热、上呼吸道感染症状，或者有药物过敏史，请在术前与医生充分沟通，以便医生评估您能否实施手术，或者为您更换更适合的治疗方案。

（2）如果长期服用某些药物，也应在初诊时如实告知医生，如果长期服用抗凝、血管扩张等药物，应在术前停药2周，以防止术中出血过多。

（3）术前1周应戒烟、戒酒。

（4）皮肤准备：做好手术局部清洁，您入院后，请每日沐浴、更换内衣、保持会阴部清洁。术前3天，每日用肥皂水和清水清洗会阴部，尿道外口及阴囊的皱褶处1～2次。术前晨起再清洗1次。术前护士会帮助您刮除术区毛发。如会阴部皮肤有疖肿、溃烂，需要先积极治疗，待痊愈后才能进行手术。备皮后请您沐浴、更衣。

（5）肠道准备：术前2～3天请您开始进流食或半流食，术前1晚护士会给予您清洁灌肠，以减少术后排便对手术部位的污染，减少感染的风险。术前1日晚进清淡饮食，晚上12时后至手术不再进食任何固体、液体食物，防止麻醉或手术过程中呕吐物吸入气管引起窒息或吸入性肺炎。

（6）为保证休息质量，如术前1晚难以入睡，可向医护人员申请服用适量助眠的药物。

（7）术日晨准备：请您排空小便，如有义齿需取下，摘除眼镜、手表、发夹、耳环及项链等饰物，连同贵重物品交由家属妥善保管。

🖊 术后注意事项

1．如何选择卧位　术后按医护人员指导采取舒适体位，如有眩晕、呕吐、头痛等不适症状，请及时告诉医护人员。当您清醒后，要采用平卧、屈膝屈髋位，使用支被架避免压迫术区伤口。术后第1周需要卧床，以便于阴茎静脉血及淋巴液回流，促进水肿消退。保持阴茎与体位呈75°，下肢屈伸内收，限制双腿活动，尤其是大腿外展侧血管吻合处。卧床期间，为防止压坏皮肤，可以遵从护士指导床上活动。1周后遵照医生的医嘱可以下床活动，但注意下床次数不宜过多，时间不宜过长，一般每日2次即可。

2. 如何喝水进食 全麻手术待麻醉完全清醒后（术后4～6小时）就可以逐渐开始喝水、进食。喝第一口水后间隔几分钟，如无胃部不适，就可以逐渐增加喝水的量到正常状态。饮食方面要进食高蛋白、高热量、高维生素、无渣及流质饮食7～14天，以控制1周内不排便，保持会阴部伤口的清洁。若排便污染术区敷料，及时告知医生予以换药。

3. 做好排尿护理 为保护伤口，术后需要留置尿管一段时间，注意尿管要保持通畅，动作轻柔，避免打折、牵拉、受压，每日要多饮水，防止尿结晶，堵塞尿管。待能顺利排尿后方可拔除尿管。自行排尿后，不宜因排尿疼痛而控制饮水，排尿后应用纸巾擦干余尿，避免用纱布，以减少刺激。排尿时也可用扑克牌接在尿道口下，或者尝试蹲姿排尿，防止打湿纱布，入睡前排尽尿液，以免有尿意时引起阴茎勃起。

4. 如何护理伤口 术后伤口局部会有敷料包裹，需要尽量保持伤口敷料清洁干燥，如果出现敷料松脱、移位、渗血、渗液及异味等情况，及时告知医护人员处理。如为显微外科手术，为使皮瓣血运良好，通常会将室温控制在25～28℃，湿度控制在50%～60%，可能会感觉有些闷热，请您尽量耐心坚持。同时，为了防止阴茎勃起影响皮瓣血供，医生会给您服用雌激素。着宽松清洁内裤，防止挤压、摩擦阴茎，防止阴茎勃起，减轻患部充血，促进伤口愈合。

5. 居家运动 回家后，1个月内避免抬腿、下蹲、骑自行车等活动，以免加重会阴部伤口肿胀和引起伤口开裂。术后3个月内避免性生活，3～6个月后适当进行性生活。

6. 居家伤口护理 保持尿道外口和切口皮肤清洁干燥，每晚用0.05%醋酸氯己定溶液清洗术区，禁止使用刺激性洗剂清洗。冬季注意保持会阴部保暖，防止皮瓣遇冷收缩导致排尿困难。

7．定期复查　术后按医生要求按时来院复诊，如果出现排尿困难或龟头淤青、发黑或其他不适症状，请随时就诊。

温馨提示

以上内容供参考，请以医嘱为准。

阴道再造术

阴道再造术是指运用整形美容外科手术技术修复先天性无阴道或阴道闭锁，以及各种损伤、肿瘤手术及放射治疗等造成的阴道缺损和缺如。此外，阴道再造术还应用于变性手术等行阴道重建。

⚲ 术前注意事项

1. 做好心理护理 请您在手术前与医生充分交流，了解手术的过程和预后效果，以平和的心态迎接手术。

2. 了解手术的风险 手术存在一定的客观风险，如出血、感染等。因此，请尽量到正规医疗机构就诊，以得到正规诊治。同时，再造阴道形状的维持需要很长一段时间的护理，需要付出耐心和毅力，也存在因护理不到位需再次手术的风险，因此，需要提前做好心理准备。

3. 配合完成术前检查

（1）常规检查：包括血常规、血生化、凝血及输血八项等血液检验，以及心电图、胸部X线等检查，以便了解您是否处于良好的身体状态，是否可以接受手术治疗。

（2）专科检查：患者阴道缺损情况及周围组织、皮肤情况评估的相关检查。

4. 做好术前准备

（1）如自身患有心脏病、高血压、糖尿病等基础疾病，出现发热、上呼吸道感染症状及月经来潮，或者有药物过敏史，请在术前与医生充分沟通，以便医生评估您能否实施手术，或者为您更换更适合的治疗方案。同时需避开妊娠期。

（2）如果长期服用某些药物，也应在初诊时如实告知医生，如果长期服用抗凝、血管扩张等药物，应在术前停药2周，以防止术中出血过多。

（3）术前1周应戒烟、戒酒。

（4）皮肤准备：做好手术局部清洁，您入院后，请每日用肥皂水和清水清洗会阴部。术前晨起再清洗 1 次。术前护士会帮助您刮除术区毛发。术前 1 晚及术日晨用温水清洗会阴部，并更换干净内裤。

（5）肠道准备：术前 2 ~ 3 天请您开始进流食或半流食，术前 1 天晚护士会给予您清洁灌肠或口服泻药，以减少术后排便对手术部位的污染，减少感染的风险。术前 1 日晚进清淡饮食，晚上 12 时后至手术不再进食任何固体、液体食物，防止麻醉或手术过程中呕吐物吸入气管引起窒息或吸入性肺炎。

（6）充足睡眠：为保证休息质量，如术前 1 日晚难以入睡，可向医护人员申请服用适量助眠的药物。

（7）术日晨准备：请您排空小便，如有义齿需取下，摘除眼镜、手表、发夹、耳环及项链等饰物，连同贵重物品交由家属妥善保管。

术后注意事项

1．如何选择卧位　术后按医护人员指导采取舒适体位，如有眩晕、呕吐、头痛等不适及时告诉医护人员。当您清醒后，尽量采用平卧、屈膝屈髋位。术后 3 天开始，日间尽可能取半卧位，防止长时间平卧后突然坐起或站立时引起体位性低血压，造成头晕跌倒。

2．如何喝水进食　待麻醉完全清醒（术后 4 ~ 6 小时）就可以逐渐开始喝水、进食。喝第一口水后间隔几分钟，如无胃部不适，就可以逐渐增加喝水的量到正常状态。术后要吃高蛋白、高热量、高维生素、无渣及流质饮食 1 周，以控制大便。1 周后可进食半流质食物，逐步改为普食。术区拆线后多吃富含粗纤维的食物，以防止便秘。由于卧床期间活动减少，可能会有肠胀气的情况，请您少食发酵食品和产气食品，如奶粉、牛奶、甜品等，特别在未出现肛门排气前应禁食此类食品。可用手掌以肚脐为中心顺时针按摩腹部，也可以局部热敷以缓解腹胀。

3．如何护理伤口　术后会阴部会有敷料加压包扎，如敷料有渗血、松脱，请及时告知医护。若排便，肛门区需及时清洗，告知医生予以换药，以减少感染风险。第一次排便如有困难，请告知医护人员，协助您使用通便药物，避免腹压增高，阴道脱垂。如术中取口腔黏膜，应注意做好口腔护理，以防取黏膜区域出血、感染。术后予取黏膜区域填塞纱条压迫止血，24 小时后取出纱条。纱条取出后，需每日使用 0.02% 醋酸氯己定漱口液含漱，待术后 5 ~ 7 天口腔创面愈合后再刷牙。进食冷流食，减少伤口出血风险。每晚用 1 : 5 000 高锰酸钾坐浴，每次 10 ~ 15 分钟，阴道上皮生长完好后，每日用温水清洗会阴部即可。

4．如何活动锻炼 卧床期间适当活动足趾，以预防深静脉血栓；多翻身，以免压伤皮肤，严禁俯卧位。术后第 1 周需要卧床休养，1 周后可下床，但次数不宜过多，时间不宜过长，一般每日 2 次即可。

5．如何护理管路 如有引流管和尿管，医护人员会帮您妥善固定管路，注意保持引流管和尿管通畅，翻身、活动时避免管线打折、牵拉、受压。保持尿管通畅，每周更换一次尿袋，术后 6 ~ 10 天拔管。每日要多饮水，成人每天 2 000mL 以上，保持尿液清亮，淡黄色，防止尿结晶堵塞尿管。

6．如何使用模具 为了防止再造阴道狭窄、粘连，术后 8 ~ 10 天拆线后需坚持使用模具，术后 1 个月内，阴道内的软模具不取出。使用模具需注意日常消毒，每日自行用卵圆钳取出软模具内纱布，用 0.05% 醋酸氯己定溶液 50 ~ 100mL 冲洗腔穴，后用卵圆钳将无菌纱布填塞到软模具内。卵圆钳需保持清洁，每日用开水煮沸 10 分钟后备用。如医生告知可更换硬质模具，则需每日将硬模具取出，清洗干净，用 0.05% 醋酸氯己定溶液冲洗后放入。放入时您可以蹲下，用石蜡油润滑模具表面并尽量向内插入，但动作要轻柔，不能强行插入。每次排尿排便时，用手按住模具，以防模具滑脱。使用模具期间，应穿弹力裤或配戴丁字带，保持模具的顶压状态。有固定性生活后，可逐渐减少或停止使用模具；无性生活者，术后 6 个月内每日使用，6 个月后改为每晚使用。

7．定期复查 术后 1 个月来院复查，检查阴道上皮生长情况、再造阴道有无狭窄及挛缩。如再造阴道无出血、破溃等并发症出现，可以将软模具更换为硬质模具。3 个月后再次复查，若上皮生长完好，则可行性生活，以后分别于半年、1 年来院复查。如有不适及时随诊。

温馨提示

以上内容供参考，请以医嘱为准。

尿道下裂修复术

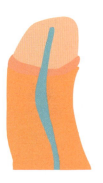

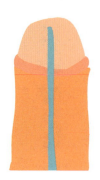

尿道下裂修复术是通过整形美容外科技术矫正阴茎弯曲畸形，使阴茎在勃起时能完全伸直，同时整复尿道，使尿道开口于阴茎头部。

术前注意事项

1. **做好心理准备** 术后形态会基本恢复正常，外形轮廓与正常仍会有差异，所以在手术前请您及家属与医生充分交流，了解手术的过程和预后效果，客观看待手术。

2. **了解手术的风险** 尿道下裂修复术存在一定的客观风险，如膀胱痉挛、感染、血肿、阴茎皮肤血循环障碍、尿瘘及尿道狭窄等。因此，请尽量到正规医疗机构就诊，接受专业的治疗与护理，以得到正规诊治。

3．配合完成术前检查

（1）常规检查：包括血常规、血生化、凝血及输血八项等血液检验，以及心电图、胸部 X 线等检查，以便了解您是否处于良好的身体状态，是否可以接受手术治疗。

（2）专科检查：第二性征发育情况，包括体型、毛发分布和青春期发育程度，以及有无男子乳腺女性化等。必要时可能会行染色体、尿 17- 羟皮质类固醇、尿 17- 酮类固醇测定，进行 B 超、CT 等检查了解是否有女性内生殖器官存在。检查目的是协助确定性别，以便制定更佳的治疗方案。

4．做好术前准备

（1）如自身患有心脏病、高血压、糖尿病等基础疾病，出现发热、上呼吸道感染症状，或者有药物过敏史，请在术前与医生充分沟通，以便医生评估您能否实施手术，或者为您更换更适合的治疗方案。

（2）如果长期服用某些药物，也应在初诊时如实告知医生，如果长期服用抗凝、血管扩张等药物，应在术前停药 2 周，以防止术中出血过多。

（3）术前 1 周应戒烟、戒酒。

（4）皮肤准备：做好手术局部清洁，术前 1 周将包皮与阴茎头用手法分离，清除隐藏于冠状沟的包皮垢。保持会阴部清洁，每日温水坐浴，彻底清洗外阴（应反转包皮）。若您有尿失禁的情况，可于术前 1 日晚及术晨用 0.05% 醋酸氯己定溶液坐浴，清洗 2～3 次，并保持局部干燥，以免尿液浸润会阴部皮肤造成尿性皮炎。如有严重感染，可局部用抗生素，控制好感染后才能行手术。若取口腔黏膜再造尿道，要特别注意口腔清洁。术前 1 日护士会帮助您剃除下腹部、会阴部、双侧大腿上部汗毛。术前 1 晚沐浴清洁全身皮肤，术前 1 日晚及手术当日早晨请根据医生要求用 0.05% 醋酸氯己定溶液坐浴，彻底清洁会阴部及阴茎包皮，并更换干净内裤。护士会指导您如何坐浴。

（5）肠道准备：术前 2～3 天请您开始进流食或半流食，术前 1 天晚及术日晨，对于 2 岁以上患者要服用泻药或做清洁灌肠，以减少术后排便对手术部位的污染，减少感染的风险。术前 1 日晚进清淡饮食，晚上 12 时后至手术不再进食任何固体、液体食物，防止麻醉或手术过程中呕吐物吸入气管引起窒息或吸入性肺炎。

（6）充足睡眠：为保证休息质量，如术前1晚难以入睡，可向医护人员申请服用适量助眠的药物。

（7）术日晨准备：在进入手术室前，请您排空小便，如有义齿需取下，摘除眼镜、手表、发夹、耳环及项链等饰物，连同贵重物品交由家属妥善保管。

术后注意事项

1. 如何选择卧位　术后返回病室通常是麻醉清醒的状态，请您按医护人员指导采取舒适体位，如有眩晕、呕吐、头痛等不适症状，请及时告知医护人员。术后需卧床1周，卧床期间会在您床上放置支被架，用来保护术区，防止受压。

2. 如何喝水进食　全麻手术待麻醉完全清醒（术后4～6小时）就可以逐渐开始喝水、进食。喝第一口水后间隔几分钟，如无胃部不适，就可以逐渐增加喝水的量到正常状态；初次进食以易消化流食为主，遵照循序渐进的原则，避免食物快速大量进入胃部引起不适。会阴造瘘的患者应以高蛋白、高维生素、少渣饮食为主，1周内不吃蔬菜或含纤维多的水果。通过饮食控制，术后1周避免排便。膀胱造瘘患者，术后可以不控制饮食和排便。取口腔黏膜再造尿道的患者，术后不要进食热饮以防出血，每次进食后要用0.02%醋酸氯己定漱口液清洁口腔。注意多饮水，以增加尿量来冲洗尿路，预防尿路感染。

3. 如何护理伤口　护士会协助您保持术区局部清洁，术后伤口会有敷料遮盖，如发现伤口敷料短时间浸透或阴茎阴囊过度肿胀，或感到肿胀疼痛，请及时告知医护人员。对于患儿，为了避免抓挠伤口，可用预制的夹板制动患儿肘关节。7岁以上儿童及成人给予雌激素防止阴茎勃起，以免继发出血和疼痛而影响伤口愈合。回家后注意保持会阴及外生殖器的清洁，每日温水坐浴，勤换内裤。冬季注意保持会阴部温暖，防止皮瓣遇冷收缩导致排尿困难的发生。3个月内避免剧烈运动，禁止骑、跨动作，以防再造尿道受损。

4．如何护理尿路造瘘　术后护士会先将尿袋固定于床旁，位置低于您耻骨联合（外阴部）。请注意尿管勿受压、折叠、扭曲，并保持通畅。当尿液颜色出现变化时，请及时告知医护人员。拆线后请您注意观察排尿情况，排尿通畅、呈直线，无不适主诉，就可到医院拔除膀胱造瘘管。如出现尿线逐渐变细、排尿逐渐不畅或疼痛，可能出现尿路结石，请您及时就诊。如尿液未从再造尿道排出或有其他异常，也请及时联系医生。

5．何时拆线　术后 7 天左右，医生会根据伤口情况拆线。

6．定期复查　术后 1 个月、3 个月、半年需要返院复查或遵照医嘱，如有不适及时随诊。

温馨提示

以上内容供参考，请以医嘱为准。

显微外科术

　　显微外科术又称显微重建外科手术，是在放大镜或手术显微镜下，借助精密的显微外科器械进行的一类高精细、微创手术。主要用于组织移植修复或器官再造，例如骨缺损修复，应用游离皮瓣、游离肌皮瓣修复组织缺损，指（趾）、四肢、头皮、耳、鼻及唇等器官的回植。

🔎 术前注意事项

　　1．做好心理准备　术前您需要面诊专业医师，医生会根据您的不同情况合理选择治疗方案，与医生充分交流，对手术的过程和预后效果有客观的认识，以平和的心态迎接手术。

　　2．了解手术风险　显微外科术存在客观风险，显微术后需要一段时间的恢复期，由于存在供区及受区至少两处创面，局部会发生生理性肿胀、渗出、瘢痕，也可能会出现皮瓣变色、血运改变等情况，需要遵照医护人员的专业指导，通过一定时间的护理来恢复。术后如果对修复外形不满意，或出现感染、皮肤破溃或皮瓣坏死等反应时，有再次手术的风险，因此，请尽量到正规医疗机构就诊，以得到规范治疗。

　　3．配合完成术前检查

　　（1）常规检查：包括血常规、血生化、凝血及输血八项等血液检验，以及心电图、胸部 X 线等检查，以便了解您是否处于良好的身体状态，是否可以接受手术治疗。

　　（2）专科检查：包括手术区域局部影像学检测（如彩超、CT 三维重建、MRI、PET 及组织活检等），目的是提前了解您的手术区域及相关疾病的详细情况。如邻近重要器官，需提供相关科室诊疗意见，例如眼周手术需要提前完善眼科医生会诊。

4．做好术前准备

（1）如自身患有心脏病、高血压、糖尿病等基础疾病，出现发热、上呼吸道感染症状及月经来潮，或者有药物过敏史，请在术前与医生充分沟通病史，以便医生评估您能否实施手术，或者为您更换更适合的治疗方案。同时需避开妊娠期。

（2）如有长期服用某些药物，也应在初诊时如实告知医生，如果长期服用抗凝、血管紧张等药物，应在术前停药 2 周，以防止术中出血过多。

（3）术前 1 周应戒烟、戒酒。

（4）皮肤准备　为减少术后感染的风险，请术前尽量保持术区皮肤清洁、干燥、完整。护士会根据医嘱为您术前 1 日剃除移植区的毛发并指导您进行沐浴。

（5）肠道准备　显微外科术通常为全麻手术，请您在术前 1 日晚进清淡饮食，晚上 12 时后至手术不再进食任何固体、液体食物，防止麻醉或手术过程中呕吐物吸入气管引起窒息或吸入性肺炎。

（6）充足睡眠　为保证休息质量，如术前 1 日晚难以入睡，可向医护人员申请服用适量助眠的药物。

（7）术日晨准备　请您手术当日起床后清水洁面、清洁术区，不佩戴饰品，如有义齿需取下，摘除眼镜、手表、发夹、耳环及项链等饰物，连同贵重物品交由家属妥善保管。在专职工作人员引领下至手术室手术。

📯 术后注意事项

1．如何选择卧位　术后返回病室通常是麻醉清醒的状态，医护人员根据您麻醉恢复的情况，会协助您由去枕平卧位、高枕卧位、半卧位到端坐卧位逐渐过渡。如有眩晕、呕吐、头痛等不适症状，请及时告知医护人员。手术当日鼓励床上活动，预防血栓形成，注意活动行为及方式要遵从医嘱，防止吻合处血管扭转。术后下地活动时间请遵照医嘱执行，下地活动前由床上坐起、床旁坐、床旁站立逐渐过渡至床旁早期活动，注意专人看护，防止跌倒外伤。

2．如何喝水进食　全麻手术待麻醉完全清醒后（术后 4 ~ 6 小时）就可以逐渐开始喝水、进食。喝第一口水后间隔几分钟，如无胃部不适，就可以逐渐增加喝水的量到正常状态；初次进食以易消化流食为主，遵照循序渐进的原则，避免食物快速大量进入胃部引起不适。术后推荐进食高纤维素、高能量、高蛋白、易消化的饮食，多食新鲜蔬菜、水果以保持大便通畅，同时为了维持有效循环血量，无摄入量禁忌的患者应鼓励多饮水，每天保证 2 000mL 以上，以防止吻合口血栓形成。避免食用辛辣食物，不饮用可乐、浓茶、咖啡及酒等饮品，以免影响伤口愈合。

3．如何护理皮瓣

（1）室内温度：室温处于 25 ～ 28℃恒温。

（2）观察血运：一般在术后 72 小时，尤其是 24 小时内易发生血管危象，医护人员会密切观察皮瓣血运，可能每隔 1 小时或几小时查看您的术区 1 次，目的是早期发现血运障碍，及时采取有效措施。

（3）皮肤色泽：移植组织复温后，色泽较健侧稍红。如在自然光线下色泽青紫或苍白，可能存在异常，需及时告知医护人员。

（4）皮肤温度：医护人员会定时观察皮温动态变化。移植组织复温后，皮温应等于或高于健侧 1 ～ 2℃。如触摸较健侧凉并伴有色泽改变，常提示血液循环障碍，需及时通知医护人员。

（5）毛细血管充盈反应：用棉棒压迫皮瓣表面首先使之苍白，移除后观察皮肤颜色是否快速恢复红润，该检查也用于排查移植组织血运循环障碍，医护人员可能会需要您的配合。

（6）肿胀：行显微手术患者，常提示静脉回流障碍或血肿形成，也需要及时告知医护人员进一步排查。

4．如何护理管路　因手术时间较长，通常会保留伤口引流管和尿管。医护人员会帮您妥善固定管路，请您在活动时注意保护，避免打折、牵拉而引起管路引流不畅和脱出。如遇引流液体量突然增多或颜色变鲜红，请及时告知医护人员。

5．遇到疼痛怎么办　尽可能说出疼痛的部位，描述性质及程度，如疼痛剧烈时请寻求医护人员帮助，排除出血、血肿等因素后，必要时可以使用止痛药物治疗，无须强行忍受。

6. 出现恶心、呕吐如何处理　通常是麻醉药物反应引起，麻醉作用消失后可自行停止。请无须紧张，呕吐时头偏向一侧，防止呕吐物进入呼吸道引起窒息。严重者可以遵医嘱使用止吐药物。

7. 出现腹胀如何应对　手术后腹胀多因胃肠蠕动受抑制所致，早期下地活动可以促进肠蠕动，另外避免进食产气食物如奶类、豆类等，可向医护人员咨询行腹部按摩或药物通便治疗。

8. 居家后如何护理

（1）术区加压：术后局部会加压包扎，防止出血，如影响呼吸，可咨询医护人员及时调整；出院后的加压方式有弹力服、压力背心、运动内衣等，所需样式请与主管医生沟通。

（2）伤口护理：注意保持伤口清洁干燥，如有渗出液体超过所盖敷料3/4，及时更换敷料。出院后伤口换药频率需与医生进行沟通，正常情况下，10～14天拆线。拆线后3天伤口愈合良好方可沾水，1周后可用抗瘢痕类药物预防瘢痕。

（3）面颈部及暴露部位手术后防晒半年。

9. 定期复查　术后按医生要求按时来院复诊，如有不适及时随诊。

温馨提示

以上内容供参考，请以医嘱为准。

全麻脂肪抽吸术

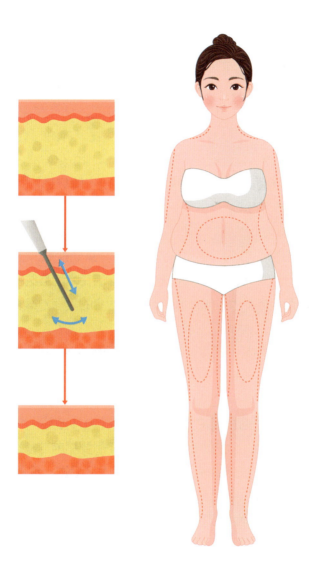

　　全麻脂肪抽吸手术，是利用负压吸引或超声波、高频电场等手段，通过较小的皮肤切口，将局部蓄积的皮下脂肪去除，以达到快速局部塑形的目的。

⊙ 术前注意事项

1. 做好心理准备　您在手术前应与医生充分沟通，对手术的过程和预后效果有客观的认识，以平和的心态迎接手术。

2. 了解手术的风险　手术存在一定的客观风险，脂肪抽吸术后可能会出现局部感染、感觉异常、慢性疼痛等情况，需要遵照医护人员的专业指导，通过一定时间的护理来恢复。因此，请尽量到正规医疗机构就诊，以得到正规诊治。

3. 配合术前检查　常规检查：包括血常规、血生化、凝血及输血八项等血液检验，以及心电图、胸部 X 线等检查，以便了解您是否处于良好的身体状态，是否可以接受手术治疗。

4. 做好术前准备

（1）如自身患有心脏病、高血压、糖尿病等基础疾病，出现发热、上呼吸道感染症状及月经来潮，或者有药物过敏史，请在术前与医生充分沟通，以便医生评估您能否实施手术，或者为您更换更适合的治疗方案。同时需避开妊娠期。

（2）如果长期服用某些药物，也应在初诊时如实告知医生，如果长期服用抗凝药物、血管扩张药等，应在术前停药 2 周，以防止术中出血过多。

（3）术前 1 周应戒烟、戒酒。

（4）物品准备：术前按医护人员指导准备弹力加压服，如压力腹带、弹力裤等。因术区加压部位会使局部臃肿，所以还需要提前准备好宽松衣服。

（5）皮肤的准备：护士会遵医嘱为您剃除术区毛发。请保持术区皮肤清洁、干燥、完整。术前洗澡，更换内衣。保护医生做的标记线。

（6）肠道准备：全麻脂肪抽吸手术，在术前 1 日晚餐可进清淡饮食，在当晚 12 时后勿进食任何固体、液体饮食，防止麻醉或手术过程中呕吐物误吸入气管引起窒息或造成吸入性肺炎。

（7）保证休息：如果术前 1 晚难以入睡，可向医护人员申请服用适量助眠的药物。

（8）术日晨准备：如有义齿需取下，摘除眼镜、手表、发夹、耳环及项链等饰物，连同贵重物品交由家属妥善保管。

术后注意事项

1．如何选择卧位　术后返回病室通常是麻醉清醒的状态，医护人员根据您麻醉恢复的情况，会协助您由去枕平卧位、高枕卧位、半卧位到端坐卧位逐渐过渡。如有眩晕、呕吐、头痛等不适症状，请及时告知医护人员。

2．如何喝水进食　全麻手术待麻醉完全清醒后（术后4～6小时）就可以逐渐开始喝水、进食。喝第一口水后间隔几分钟，如无胃部不适，就可以逐渐增加喝水的量到正常状态。初次进食以温凉流食为主，遵照循序渐进的原则，避免食物快速大量进入胃部引起不适。适当多饮水以保证有效血运循环。术后一日逐渐过渡到普通饮食，多吃新鲜水果蔬菜、易消化的饮食以增强抵抗力，术后1周内要禁食辛辣刺激的食物，忌烟、酒，以利于伤口愈合。

3．如何护理伤口　术后24～48小时内术区会有大量粉红色渗出液流出，属于正常现象，请勿紧张，渗出液体为术中去除脂肪的置换液。如渗出过多，可以使用一次性垫巾维持局部干燥。术后1～2天医护人员会协助您去除局部加压敷料，改为局部加压服。切口处通常不缝合，根据恢复情况选择暴露或贴透气型敷料。术后短期内，吸脂部位如出现紫斑、凸凹不平、触痛、发硬或感觉迟钝、麻木感均属正常，1～3个月后可逐渐消退。

4．如何康复活动　如果是多部位或面积较大的单部位脂肪抽吸术，会引起人体短时间血液循环量大范围波动，所以容易产生头晕、心慌的症状，尤其在变换体位时更为明显。因此，建议患者手术当日进行床上活动，待术后第1日进食后，由医护人员或家属陪伴下，遵循卧位→床上坐起→床边坐起→床边站立的顺序，循序渐进变换体位，如有不适或异常情况可适当延迟下床时间。

5．术后何时洗澡　术后短期内避免沐浴，术后4～7天切口处愈合良好即可沾水。

6．坚持压力塑形　术后为更好塑形，需佩戴局部压力服1～3个月，具体样式和佩戴时长请咨询主管医生，对于凹凸不平的术区要适当延长佩戴时间。脂肪抽吸术只能起到局部塑形作用，不能帮助减重，术后要养成良好习惯，低脂、低盐、低糖饮食，多运动，预防反弹。

7. 定期复查　术后按医生要求按时来院复诊，如有不适及时随诊。

温馨提示

以上内容供参考，请以医嘱为准。

皮肤软组织扩张术

　　皮肤软组织扩张术是将扩张器置入正常皮肤软组织下，通过定期向扩张囊内注入生理盐水使其不断扩张，以获得"额外"且充足的皮肤与软组织，从而修复较大的组织缺损的一项外科技术。主要用于修复皮肤软组织及骨骼缺损、肿瘤病变切除及修复重建、秃发等。

◎ 术前注意事项

　　1．做好心理准备　请您在手术前与医生充分沟通，对手术的过程及预后效果有客观的认识，以平和的心态迎接手术。

　　2．了解手术的风险　手术存在一定的客观风险，皮肤软组织扩张术治疗过程长达 3 ~ 4 个月，需 2 次手术，还有 2 个月左右的注水扩张期，期间可能会出现局部出血、血肿、感染、扩张器外露、扩张器不扩张及皮瓣坏死等并发症，因此，请尽量到正规医疗机构就诊，同时遵照医护人员的专业指导来护理，以减少术后并发症出现的可能性。

　　3．配合完成术前检查

　　（1）常规检查：包括血常规、血生化、凝血及输血八项等血液检验，以及心电图、胸部 X 线等检查，以便了解您是否处于良好的身体状态，是否可以接受手术治疗。

　　（2）专科检查：医生会根据病灶部位及疾病种类不同，选择相应的局部检查如彩超、MRI、CT 等。医生还会进行病灶大小的测量，皮肤松弛度及弹性的检查，以确定需置入扩张器的形状及大小；同时评估手术区域皮肤完整性，有无红肿、硬结、破溃等皮肤问题。

　　4．做好术前准备

　　（1）如自身患有高血压、糖尿病、心脏病等基础疾病，出现发热、上呼吸道感染症状及月经来潮，或者有药物过敏史，请在术前与医生充分沟通，以便医生评估您能否实施手术，或者为您更换更适合的治疗方案。同时需避开妊娠期。

（2）如有长期服用的药物，也应在初诊时如实告知医生，如果长期服用抗凝、血管扩张等药物，应在术前停药 2 周，以防止术中出血过多。

（3）术前 1 周应戒烟、戒酒。

（4）皮肤准备：为减少术后感染的风险，请您保持术区皮肤清洁、干燥、完整，如果医生做好手术标记，请您注意保护。护士会根据医嘱为您术前 1 日剃除手术区域的毛发，如有瘢痕凹凸不平的区域会指导您用 0.05% 醋酸氯己定溶液湿敷并清洁。

（5）肠道准备：如为局麻手术，请您在术前 1 日晚进食少量易消化不易胀气的食物；如为全麻手术，请您在术前 1 日晚进食清淡饮食，晚上 12 时后至手术不再进食任何固体、液体食物，防止麻醉或手术过程中呕吐物吸入气管引起窒息或吸入性肺炎。

（6）充足睡眠：为保证休息质量，如术前 1 日晚难以入睡，可向医护人员申请服用适量助眠的药物。

（7）术日晨准备：请您手术当日起床后清水洗脸，面部及术区不涂抹任何化妆品及护肤品。如有义齿需取下，摘除眼镜、手表、发夹、耳环及项链等饰物，连同贵重物品交由家属妥善保管。

术后注意事项

1. 如何选择卧位　术后返回病室通常是麻醉清醒的状态，医护人员会根据您麻醉恢复的情况，会协助您从去枕平卧位→高枕卧位→半卧位→端坐卧位逐渐过渡。如有眩晕、呕吐、头痛等不适症状，请及时告知医护人员。

2. 如何喝水进食　如果是局麻手术，手术后如无恶心、呕吐等胃部不适症状，手术后就可以立刻开始喝水、进食。如果是全麻手术，待麻醉完全清醒（术后 4～6 小时）就可以逐渐开始喝水、进食。喝第一口水后间隔几分钟，如无胃部不适，就可以逐渐增加喝水的量到正常状态；初次进食以温热流食为主，也是遵照循序渐进的原则，避免食物快速大量进入胃部引起不适。术后鼓励您进食高蛋白、高维生素、营养丰富及易消化的食物，多补充胶质丰富的食物，多饮水，以增强抵抗力，促进伤口愈合，预防感冒。扩张器置入术、注水期、扩张器取出术的围手术期，应禁烟、酒。

3．如何护理伤口　术后伤口局部可能会有敷料包裹，需要尽量保持伤口敷料清洁干燥，如果出现敷料松脱、移位、渗血、渗液及异味等情况，及时告知医护人员处理。如伤口疼痛难忍，必要时可以向医护人员申请使用止痛药。

4．如何护理管路　术中医生会根据情况留置伤口引流管，医护人员会妥善固定好各管路，请您在活动时注意做好保护，避免打折、牵拉而引起管路引流不畅和脱出。如遇引流液体量突然增多或颜色变鲜红，请及时告知医护人员。

5．术后何时洗澡　根据手术部位的不同，医生会告诉您具体的拆线时间，一期手术 10 ～ 14 天在注水期间逐渐拆线，二期面部手术 5 ～ 7 天，其他部位手术 10 ～ 14 天。拆线 24 ～ 48 小时后方可洗澡，但应避免用力揉搓伤口处，以免伤口裂开，通常推荐短时间快速淋浴，洗澡完成后快速擦干伤口处皮肤。

6．如何配合注水　术后医生会分次有计划逐步向组织扩张器内注入无菌生理盐水，一般每周注射 2 ～ 3 次，每次的注水量为扩张器额定容量的10% ～ 15%。这期间需要您配合医生，采取合适体位以利于注水，注水过程中有任何不舒服请及时告知医生，注水后按压针眼 1 分钟，防止外渗，注射后在诊室外休息 5 ～ 10 分钟，无胀痛、可耐受再离开。

7．如何保护皮肤　根据扩张器埋置部位及型号不同，注水期可达 1 ～ 3个月，在此期间被扩张的皮肤组织逐渐变薄，扩张部位皮肤的抵抗力和耐受力亦会逐渐降低。为了防止扩张皮肤破溃、扩张器外露等并发症的发生，请您注意自我保护，沐浴、洗头时防止烫伤，切勿用力揉搓扩张皮肤。请不要到人多拥挤的地方，预防感冒和感染。避免剧烈活动，避免碰撞、摩擦和挤压；选用宽松、柔软材质衣物，避免在扩张器的区域使用锐利坚硬的物品。寒冷天气注意保暖，夏季注意防晒；可以使用驱蚊液、驱蚊贴及驱蚊手环等预防蚊虫叮咬。扩张区域避免使用化妆品。二期手术伤口愈合后遵医嘱行抗瘢痕及防晒治疗半年。

8. 定期复查　一期、二期手术期间您在院外的时间较长，请您严格遵从医嘱，按时返院注水，如有不适及时随诊。如您在外院注水，二期手术前与主管医生联系，按要求行术前准备。

温馨提示

以上内容供参考，请以医嘱为准。

植皮术

植皮术就是游离皮片移植术，是包括表皮或真皮，但不包括皮下脂肪组织的完全离体皮肤移植术。主要用于修复各种原因引起的皮肤大面积缺损而无法直接缝合者。

术前注意事项

1. 做好心理准备　请在手术前与医生充分交流，对手术的过程和预后效果有客观的认识，以平和的心态迎接手术。

2. 了解手术的风险　手术存在一定的客观风险，各类关节部位的植皮术及皮片植皮术都需要配合术区部位制动 2 周，术后可能会出现局部出血、血肿、水肿及感染等，取皮植皮区可能会有瘢痕增生的风险，需要遵照医护人员的专业指导，通过一定时间的护理来恢复。因此，请尽量到正规医疗机构就诊，以得到正规诊治。

3. 配合完成术前检查

（1）常规检查：包括血常规、血生化、凝血及输血八项等血液检验，以及心电图、胸部 X 线等检查，以便了解您是否处于良好的身体状态，是否可以接受手术治疗。

（2）专科检查：医生会对您的受区局部进行情况评估，如位置、范围、活动度及周围皮肤情况，必要时行相关 X 线、MRI 等检查；同时要评估供区皮肤情况，如发生破溃、红肿等需要寻找新的供区。

4. 做好术前准备

（1）如自身患有高血压、糖尿病、心脏病等基础疾病，出现发热、上呼吸道感染症状及月经来潮，或者有药物过敏史，请在术前与医生充分沟通，以便医生评估您能否实施手术，或者为您更换更适合的治疗方案。同时需避开妊娠期。

（2）如果长期服用某些药物，也应在初诊时如实告知医生，如果长期服用抗凝、血管扩张等药物，应在术前停药 2 周，以防止术中出血过多。

（3）术前 1 周应戒烟、戒酒。

（4）皮肤准备：为减少术后感染的风险，请您保持术区皮肤清洁、干燥、完整，如果医生做好手术标记，请您注意保护。术前 1 日，护士会遵照医嘱为您剃除手术区域的毛发，医生也会检查您的全身皮肤状况。

（5）肠道准备：如为局麻手术，请您在术前 1 日晚进食少量易消化不易胀气的食物。如为全麻手术，请您在术前 1 日晚清淡饮食，晚上 12 时后至手术不再进食任何固体、液体食物，防止麻醉或手术过程中呕吐物吸入气管引起窒息或吸入性肺炎。

（6）充足睡眠：为保证休息质量，如术前 1 日晚难以入睡，可向医护人员申请服用适量助眠的药物。

（7）术日晨准备：请您手术当日起床后清水洗脸，面部及术区不涂抹任何化妆品及护肤品。如有义齿需取下，摘除眼镜、手表、发夹、耳环及项链等饰物，连同贵重物品交由家属妥善保管。

术后注意事项

1. 如何选择卧位　术后返回病室通常是麻醉清醒的状态，医护人员根据您麻醉恢复的情况，会协助您由去枕平卧位→高枕卧位→半卧位→端坐卧位逐渐过渡。如无头晕、恶心、呕吐等症状，通常推荐采用平卧位，并适当抬高植皮受区，以利于静脉回流，减轻局部组织水肿，同时需保持受区有效制动，防止受牵拉或扭曲。如有眩晕、呕吐、头痛等不适症状，请及时告知医护人员。

2. 如何喝水进食　如果是局麻手术，手术后如无恶心、呕吐等胃部不适症状，可以立刻开始喝水、进食。如果是全麻手术，待麻醉完全清醒（术后 4～6 小时）就可以逐渐开始喝水、进食。喝第一口水后间隔几分钟，如无胃部不适，就可以逐渐增加喝水量到正常状态。初次进食以易消化流食为主，遵照循序渐进的原则，避免食物快速大量进入胃部引起不适。鼓励您进食高蛋白、高热量、高维生素的饮食，以利于组织及机体恢复，促进皮肤创面愈合。

未拆线前避免辛辣刺激食物，避免饮用可乐、浓茶、咖啡，忌烟、酒。注意保暖，多饮水，预防感冒。

3．如何护理伤口 术后为提高移植皮片成活率，受区会采用加压包扎的方式，请您保持术区包堆敷料的清洁干燥。如果出现敷料松脱、移位、渗血、渗液及异味等情况，及时告知医护人员处理。如伤口疼痛难忍，经医护人员排除血肿、感染等因素后，可使用止痛药。

4．如何护理管路 如果您的创面较大，术中医生会留置伤口引流管。医护人员会妥善固定好各管路，请您在活动时注意做好保护，避免打折、牵拉而引起管路引流不畅和脱出。如遇引流液体量突然增多或颜色变鲜红，请及时告知医护人员。如遇会阴部位手术，可能会留置导尿管，在留置期间，请保证充足饮水量并观察尿液颜色，如出现混浊或颜色异常请及时告知医护人员。

5．何时拆线换药 感染性肉芽创面的表层皮片移植，术后 3 ~ 5 天首次换药，其余创面 7 ~ 14 天拆除包堆，10 ~ 14 天间断拆线。供区如需拆线，面部术后 7 天左右，其余部位术后 10 ~ 14 天，无须拆线的供区通过常规换药 2 周左右可愈合。

6．术后何时洗澡 拆线 24 ~ 48 小时后方可洗澡，但应避免用力揉搓伤口处，以免伤口裂开，通常推荐短时间快速淋浴，洗澡完成后快速擦干伤口处皮肤。

7．术后如何活动 对于植皮术需卧床患者，应在医护人员指导下变换体位并进行床上肢体活动，如踝泵运动、抗阻运动等，预防血栓、压力性损伤、坠积性肺炎的发生。四肢手术者下地活动时注意缓慢、循序渐进、安全措施到位，预防跌倒发生。

8．术后如何保护皮肤 伤口拆线后，按照医生要求佩戴松紧适度、软硬合适的压力服装，目的是对移植皮片施加均匀、适当的压力，使其平滑柔软。注意保护移植皮肤并进行功能锻炼，早期可内垫薄层敷料保护伤口。伤口愈合后有需要者可进行抗瘢痕治疗，面部手术者需防晒半年。有条件者可在拆线后局部涂抹含有硅凝胶成分的药物 3 ~ 6 个月。

9．如何养护皮片 除表皮及浅层皮片自体移植外，均需要对成活皮片进行维护。移植成活的皮片没有分泌皮脂、汗液功能，在干燥寒冷条件下极易发生皲裂，请您注意保持局部清洁，如有痂皮应待其自然脱落，切忌自行去除。在愈合后每日早晚使用 20 ～ 30℃毛巾局部热敷至皮片微微发红后，仔细涂揉动物脂肪油至皮肤完全吸收，需终生涂抹。皮片成活 1 年内，感觉功能逐渐恢复，痛、触、温觉较差，因此需防止烫伤、烧伤、冻伤。

10．定期复查　出院后您需要定期复诊，了解移植皮片的恢复情况。关节部位皮片移植及瘢痕挛缩处的修复很容易出现修复皮片的萎缩和变薄，请按需或按医生要求复诊。如果有特殊情况（如术区红、肿、热、痛及渗液等），需要随时来医院就诊。

温馨提示

以上内容供参考，请以医嘱为准。

瘢痕疙瘩切除术

瘢痕疙瘩切除术主要用于修复自发性瘢痕疙瘩、创伤或术后诱发的瘢痕疙瘩等。瘢痕疙瘩常好发于前胸，也可见于颈部、肩部、耳部、下肢、背部或颊部等处。

⊘ 术前注意事项

1. 做好心理准备　请您在手术前与医生充分交流，对手术的过程和预后效果有客观的认识，以平和的心态迎接手术。

2. 了解手术的风险　瘢痕疙瘩切除术也存在一定的危险，在术后可能会出现局部肿胀、色素沉着、感染等风险，需要遵照医护人员的专业指导，通过一定时间的护理来恢复。请您到正规医疗机构就诊，以得到正规诊治。

3. 配合完成术前检查

（1）常规检查：包括血常规、血生化、凝血及输血八项等血液检验，以及心电图、胸部 X 线等检查，以便了解您是否处于良好的身体状态，是否可以接受手术治疗。

（2）专科检查：包括放疗定位、体格检查、病理检查、皮肤镜检查及 B 超检查等。

（3）术前照相：多角度收集瘢痕疙瘩清晰图片资料，供手术效果对比。

4. 做好术前准备

（1）如自身患有高血压、糖尿病、心脏病等基础疾病，出现发热、上呼吸道感染症状及月经来潮，或者有药物过敏史，请在术前与医生充分沟通，以便医生评估您能否实施手术，或者为您更换更适合的治疗方案。同时需避开妊娠期。

（2）如果长期服用某些药物，也应在初诊时如实告知医生，如果长期服用抗凝、血管扩张等药物，应在术前停药 2 周，以防止术中出血过多。

（3）术前1周应戒烟、戒酒。

（4）皮肤准备：为减少术后感染的风险，请您术前保持术区皮肤清洁、干燥、完整。禁止化妆、佩戴假睫毛。手术前每日清水清洁手术区域，如果您的瘢痕凹陷较深，术区较脏或伴有异味，可每日用0.05%醋酸氯己定溶液湿敷术区，并用酒精、医用汽油或婴儿油棉签彻底清洗瘢痕凹陷处污垢。手术前1日护士会根据医嘱为您剃除术区和供皮区毛发，当晚请沐浴。如果您发现皮肤有破损或疖肿，应及时告知医护人员处理，以降低术后感染的概率。

（5）肠道准备：如为局麻手术，请您在术前1日晚进食少量易消化不易胀气的食物；如为全麻手术，请您在术前1日晚清淡饮食，晚上12时后至手术不再进食任何固体、液体食物，防止麻醉或手术过程中呕吐物吸入气管引起窒息或吸入性肺炎。

（6）充足睡眠：为保证休息质量，如术前1日晚难以入睡，可向医护人员申请服用适量助眠的药物。

（7）术日晨准备：请您手术当日起床后清水洗脸，不涂抹任何化妆品及护肤品。如有义齿需取下，摘除眼镜、手表、发夹、耳环及项链等饰物，连同贵重物品交由家属妥善保管。

术后注意事项

1. 如何选择卧位　术后返回病室通常是麻醉清醒的状态，医护人员会根据您麻醉恢复的情况，会协助您从去枕平卧位→高枕卧位→半卧位→端坐卧位逐渐过渡。如无恶心、呕吐建议您尽量采取半卧位和端坐卧位，该体位利于减轻肿胀、更顺畅地呼吸。如有眩晕、呕吐、头痛等不适症状，请及时告知医护人员。

2. 如何喝水进食　如果是局部麻醉的手术，手术后如无恶心、呕吐等胃部不适症状，可以立刻开始喝水、进食。如果是全麻手术，待麻醉完全清醒后（术后4～6小时）就可以逐渐开始喝水、进食。喝第一口水后间隔几分钟，如无胃部不适，就可以逐渐增加喝水的量到正常状态。初次进食以易消化流食为主，遵照循序渐进的原则，避免食物快速大量进入胃部引起不适。术后1周禁食辛辣刺激食物。保证充足营养摄入，适当进食高蛋白食物，多饮水，预防感冒。

3．如何排痰减轻咽痛 术后如果痰液过于黏稠不易咳出、咽痛，可能与术中麻醉插管刺激有关，请及时告知医护人员，必要时可以行雾化吸入。

4．如何护理伤口 术后保持伤口敷料清洁干燥，如有渗血，观察渗血范围情况，及时通知医护人员给予换药。如伤口疼痛，必要时使用止痛药。

5．如何放射治疗 为了减轻伤口愈合过程中的纤维化过程和减少细胞的异常增殖，瘢痕疙瘩切除术后常需辅以低剂量的放射治疗。放疗时间为术后24小时内和第一次放疗后1周，每次放疗后请医生行伤口换药。放疗期间注意保持放疗部位皮肤清洁、干燥，防止局部摩擦抓挠，禁止在放疗部位贴胶布，避免各种物理、化学刺激。如您出现干性皮炎，注意减少放疗部位皮肤摩擦；出现湿性反应停止放疗，使用炉甘石洗剂涂抹受损皮肤。您在放疗期间及放疗后皮肤有任何不适，如疼痛、瘙痒等及时告知医护人员。

6．何时拆线洗澡 术后7～10天拆除加压包扎敷料，术后10～14天拆除缝线。拆线24～48小时后方可洗澡，但应避免伤口处用力揉搓，以免伤口裂开，通常推荐短时间快速淋浴，洗澡完成后快速擦干伤口处皮肤。

7．坚持加压治疗 为减轻因张力过大而出现的瘢痕增生或挛缩，您回家后需根据伤口所在部位佩戴弹力绷带或穿弹力衣3～6个月，同时避免张力过大的剧烈运动。清洗弹力衣时要使用中性洗剂，水温不高于40℃，切忌机洗、拧干、暴晒及烘干，可用干毛巾吸干水分，置于阴凉处晾晒。

8．术后如何预防瘢痕形成 首先，拆线后对于残存的黑痂要待其自然脱落，不要粗暴祛除。其次，术区接受放疗本身会阻碍伤口愈合，拆线后需观察伤口情况，如出现液体流出、突发疼痛及红肿加重，请及时就医，警惕伤口延迟愈合。最后，伤口愈合后要使用抗瘢痕治疗药物，必要时联合压力治疗1年效果更佳。

9．定期复查 术后按医生要求按时来院复诊，如有不适及时随诊。

温馨提示

以上内容供参考，请以医嘱为准。

皮肤肿物切除术

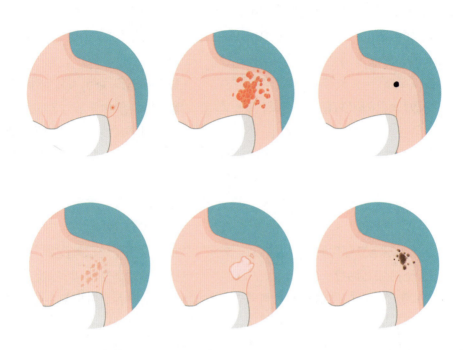

　　皮肤肿物切除术是通过整形外科手术将体表非正常组织形成的良、恶性肿瘤切除，重建形态、恢复功能的手术。

🪞 术前注意事项

　　1. **做好心理准备**　请您在手术前与医生充分交流，对手术的过程和预后效果有客观的认识，以平和的心态迎接手术。

　　2. **了解手术的风险**　手术存在一定的客观风险，术后需要遵照医护人员的专业指导，通过一定时间的护理来恢复。术后出现感染、皮肤破溃或坏死反应时，有再次手术的风险。因此，请尽量到正规医疗机构就诊，以得到规范诊治。

3．配合完成术前检查

（1）常规检查：包括血常规、血生化、凝血及输血八项等血液检验，以及心电图、胸部 X 线等检查，以便了解您是否处于良好的身体状态，是否可以接受手术治疗。

（2）专科检查：术前可去皮肤科确定肿物的性质情况，必要时做病理检查，鉴别良恶性肿瘤，便于手术范围的选择。

4．做好术前准备

（1）如自身患有心脏病、高血压、糖尿病等基础疾病，出现发热、上呼吸道感染症状及月经来潮，或者有药物过敏史，请在术前与医生充分沟通，以便医生评估您能否实施手术，或者为您更换更适合的治疗方案。同时需避开妊娠期。

（2）如果长期服用某些药物，也应在初诊时如实告知医生，如果长期服用抗凝、血管扩张等药物，应在术前停药 2 周，以防止术中出血过多。

（3）术前 1 周应戒烟、戒酒。

（4）皮肤准备：请您保持术区皮肤清洁、干燥、完整。

（5）肠道准备：如为局麻手术，请您在术前 1 日晚进食少量易消化不易胀气的食物；如为全麻手术，请您在术前 1 日晚清淡饮食，晚上 12 时后至手术不再进食任何固体、液体食物，以预防麻醉或手术过程中呕吐物吸入气管引起窒息或吸入性肺炎。

（6）充足睡眠：为保证休息质量，如术前 1 日晚难以入睡，可向医护人员申请服用适量助眠的药物。

（7）术日晨准备：请您手术当日起床后清水洗脸，面部及术区不涂抹任何化妆品及护肤品。如有义齿需取下，摘除眼镜、手表、发夹、耳环及项链等饰物，连同贵重物品交由家属妥善保管。

术后注意事项

1．如何选择卧位 术后返回病室通常是麻醉清醒的状态，医护人员会根据您麻醉恢复的情况，会协助您从去枕平卧位→高枕卧位→半卧位→端坐卧位逐渐过渡。如有眩晕、呕吐、头痛等不适请及时告知医护人员。

2．如何喝水进食 如果是局部麻醉的手术，手术后如无恶心、呕吐等胃部不适症状，可以立刻开始喝水、进食。如果是全麻手术，待麻醉完全清醒（术后4～6小时）就可以逐渐开始喝水、进食。喝第一口水后间隔几分钟，如无胃部不适，就可以逐渐增加喝水的量到正常状态；初次进食以易消化流食为主，遵照循序渐进的原则，避免食物快速大量进入胃部引起不适。适当进食高蛋白食物、多饮水，保证充足营养摄入，预防感冒。术后1周禁食辛辣、刺激性食物。

3．如何护理伤口 术后伤口局部可能会有敷料覆盖，请您尽量保持伤口清洁、干燥，如果出现敷料松脱、移位、渗血、渗液及异味等情况，及时告知医护人员处理。如有分泌物可用无菌棉签轻轻蘸去，如伤口疼痛难忍，必要时可以向医护人员申请使用止痛药。

4．何时拆线洗澡 根据手术部位的不同，医生会告诉您具体的拆线时间，面部手术5～7天，四肢手术10～14天，拆线24～48小时后方可洗澡，但应避免用力揉搓伤口处，以免伤口裂开，通常推荐短时间快速淋浴，洗澡完成后快速擦干伤口处皮肤。

5．居家皮肤护理 拆线1周后可用抗瘢痕类药物预防瘢痕。术后1个月局部不宜用刺激性及有色素化妆品。术后3个月内注意防晒。

6．定期复查 术后按医生要求按时来院复诊，如有不适及时随诊。

温馨提示

以上内容供参考，请以医嘱为准。

色素痣切除术

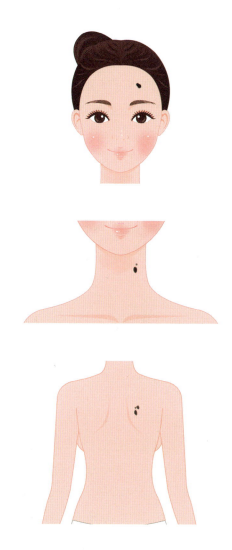

　　色素痣简称色痣或黑痣，是皮肤最常见的一种含有痣细胞的良性肿瘤，多发于面、颈、背等部位，少数发生于黏膜，其大小不一，颜色深浅不等。色素痣切除术主要用于切除交界痣、混合痔、皮内痣等。

◎ 术前注意事项

1．做好心理准备　请您在手术前与医生充分交流，对手术的过程和预后效果有客观的认识，以平和的心态迎接手术。

2．了解手术的风险　手术存在一定的客观风险，术后需要遵照医护人员的专业指导，通过一定时间的护理来恢复。术后可能会出现感染、伤口不愈合、瘢痕形成等风险。因此，请尽量到权威医疗机构就诊，以减少术后并发症风险。

3．配合完成术前检查

（1）常规检查：包括血常规、血生化、凝血及输血八项等血液检验，以及心电图、胸部 X 线等检查，以便了解您是否处于良好的身体状态，是否可以承受手术对身体的影响。

（2）专科检查：术前可去皮肤科确定肿物的性质情况，必要时做病理检查，鉴别良恶性肿瘤，便于手术范围的选择。

4．做好术前准备

（1）若自身患有心脏病、高血压、糖尿病等基础疾病，出现发热、上呼吸道感染症状及月经来潮，或者有药物过敏史，请在术前与医生充分沟通，以便医生评估您能否实施手术，或者为您更换更适合的治疗方案。同时需避开妊娠期。

（2）如果长期服用某些药物，也应在初诊时如实告知医生，如果长期服用抗凝、血管扩张等药物，应在术前停药 2 周，以防止术中出血过多。

（3）术前 1 周应戒烟、戒酒。

（4）皮肤准备：请您保持术区皮肤清洁、干燥、完整。

（5）肠道准备：如为局麻手术，请您在术前 1 日晚进食少量易消化不易胀气的食物；如为全麻手术，请您在术前 1 日晚清淡饮食，晚上 12 时后至手术不再进食任何固体、液体食物，防止麻醉或手术过程中呕吐物吸入气管引起窒息或吸入性肺炎。

（6）充足睡眠：为保证休息质量，如术前 1 日晚难以入睡，可向医护人员申请服用适量助眠的药物。

（7）术日晨准备：请您手术当日起床后清水洗脸，面部及术区不涂抹任何化妆品及护肤品。如有义齿需取下，摘除眼镜、手表、发夹、耳环及项链等饰物，连同贵重物品交由家属妥善保管。

术后注意事项

1. 如何选择卧位　术后返回病室通常是麻醉清醒的状态，医护人员会根据您麻醉恢复的情况，会协助您从去枕平卧位→高枕卧位→半卧位→端坐卧位逐渐过渡。如有眩晕、呕吐、头痛等不适症状，请及时告知医护人员。

2. 如何喝水进食　如果是局部麻醉的手术，手术后如无恶心、呕吐等胃部不适症状，可以立刻开始喝水、进食。如果是全麻手术，待麻醉完全清醒（术后4～6小时）就可以逐渐开始喝水、进食。喝第一口水后间隔几分钟，如无胃部不适，就可以逐渐增加喝水的量到正常状态；初次进食以易消化流食为主，也是遵照循序渐进的原则，避免食物快速大量进入胃部引起不适。术后1周禁食辛辣刺激食物。保证充足营养摄入，适当进食高蛋白食物、多饮水，预防感冒。

3. 如何护理伤口　术后伤口局部可能会有敷料覆盖，请您尽量保持伤口清洁干燥，如果出现敷料松脱、移位、渗血、渗液及异味等情况，及时告知医护人员处理。如有分泌物可用无菌棉签轻轻蘸去，如伤口疼痛难忍，必要时可以向医护人员申请使用止痛药。

4. 何时拆线洗澡　根据手术部位的不同，医生会告诉您具体的拆线时间，面部手术5～7天，四肢手术10～14天，拆线24～48小时后方可洗澡，但应避免用力揉搓伤口处，以免伤口裂开，通常推荐短时间快速淋浴，洗澡完成后快速擦干伤口处皮肤。

5. 居家皮肤护理　拆线1周后可用抗瘢痕类药物预防瘢痕。术后1个月局部不宜用刺激性及有色素化妆品。术后3个月内防止强紫外线照射。

6. 定期复查　术后按医生要求按时来院复诊，如有不适及时随诊。

温馨提示

以上内容供参考，请以医嘱为准。

淋巴水肿手术

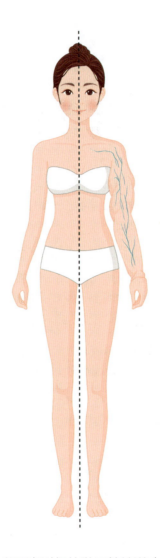

　　淋巴水肿是外部或自身因素引起的淋巴管输送功能障碍造成的渐进性发展的疾病，多发生在肢体。淋巴水肿的手术治疗主要包括淋巴管 - 静脉吻合术、病变组织抽吸术和病变组织切除整形手术。

✒ 术前注意事项

1．做好心理准备　淋巴水肿是一类无法治愈的疾病，手术只能改善外观、缓解疾病进展。术前您需要面诊专业医师，与医生共同确定适合自己的治疗方案，对手术的过程和预后效果有客观的认识，以平和的心态迎接手术。

2．了解手术风险　淋巴水肿手术存在客观风险，对于本身抵抗力低的淋巴水肿患者更需要一段时间的恢复期，手术切口会发生生理性瘢痕愈合，也可能会出现局部血运改变、并发感染等情况，需要遵照医护人员的专业指导慢慢恢复。术后如果对消肿效果不满意，或出现感染、皮肤破溃甚至坏死等反应时，有再次手术的风险。因此，请尽量到正规医疗机构就诊，以得到规范诊治。

3．配合完成术前检查

（1）常规检查：包括血常规、血生化、凝血及输血八项等血液检查，以及心电图、胸部X线等检查，以便了解您是否处于良好的身体状态，是否可以承受手术对身体的影响。

（2）专科检查：包括肢体影像学检测（如MRI、淋巴核素显像、动静脉彩超等），目的是提前了解您手术区域肢体肿胀及淋巴系统情况。如有合并基础病患者，需要配合相关科室的会诊意见实施综合治疗，如糖尿病患者需要提前完善内分泌科会诊。

4．做好术前准备

（1）如自身患有栓塞类、心脏病、高血压及糖尿病等基础疾病，出现发热、上呼吸道感染症状及月经来潮，或者有药物过敏史，请在术前与医生充分沟通，以便医生评估您能否实施手术，或者为您更换更适合的治疗方案。同时需避开妊娠期。

（2）如果长期服用某些药物，也应在初诊时如实告知医生，如果长期服用抗凝、血管扩张等药物，应在术前停药1～2周，以防止术中出血过多。

（3）术前1周应戒烟、戒酒。

（4）如出现四肢发红、肿胀加重、局部瘙痒等，应及时告知主管医生。

（5）减轻患肢肿胀：通过抬高患肢、间歇性空气压力泵治疗或手法淋巴引流、弹力绷带加压包扎、训练肢体肌肉收缩等促进淋巴回流，减少肢体肿胀。

（6）预防皮肤感染：每日观察局部皮肤是否有皲裂及破损，每日清洁皮肤后涂抹 pH 5.5 的润肤露，使皮肤维持适宜的湿润度，减少损伤风险，避免细菌侵入引起皮肤感染。

（7）皮肤准备：为减少术后感染的风险，请术前尽量保持术区皮肤清洁、干燥、完整。护士会根据医嘱为您术前 1 日剃除术区的毛发并指导您进行沐浴。

（8）胃肠道准备：如为局麻手术，请您在术前 1 日晚进食少量易消化不易胀气的食物，如为全麻手术，请您在术前 1 日晚清淡饮食，晚上 12 时后至手术不再进食任何固体、液体食物，防止麻醉或手术过程中呕吐物吸入气管引起窒息或吸入性肺炎。

（9）充足睡眠：为保证休息质量，如术前 1 日晚难以入睡，可向医护人员申请服用适量助眠的药物。

（10）术日晨准备：请您手术当日起床后清水洁面、清洁术区，如有义齿需取下，摘除眼镜、手表、发夹、耳环及项链等饰物，连同贵重物品交由家属妥善保管。在专职工作人员引领下至手术室手术。

🖊 术后注意事项

1. 如何选择卧位 术后返回病室通常是麻醉清醒的状态，医护人员根据您麻醉恢复的情况，会协助您由去枕平卧位、高枕卧位、半卧位到端坐卧位逐渐过渡。手术当日床上活动，鼓励健侧肢体活动，可在专业人士指导下活动患侧肢体，预防血栓形成。术后 1 日早餐后可在医护人员指导下从床上坐起→床旁半坐→床旁站立→床旁早期活动，注意循序渐进，预防跌倒外伤。

2. 如何喝水进食 如果是局麻手术，手术后如无恶心、呕吐等胃部不适症状，可以立刻开始喝水、进食。如果是全麻手术，待麻醉完全清醒后（术后 4 ~ 6 小时）就可以逐渐开始喝水、进食。喝第一口水后间隔几分钟，如无胃部不适，就可以逐渐增加喝水的量到正常状态；初次进食以易消化流食为主，遵照循序渐进的原则，避免食物快速大量进入胃部引起不适。术后 1 日可改为普食，宜低盐、低脂、优质蛋白饮食，多吃新鲜的水果和蔬菜，满足营养需求；避免食用辛辣食物，禁饮用可乐、浓茶、咖啡及酒等，以免影响伤口愈合。

3．如何护理尿管　术中可能会留置导尿管，如无异常术后第 1 日晨起即可拔除，注意留置时保持通畅、稳妥固定，如自行排尿困难或遇异常尿液颜色请与医护人员联系。

4．如何护理伤口　术后保持伤口清洁、干燥，如有渗出液体超过所盖敷料 3/4，及时换药，其余间隔 2 ～ 3 天换药 1 次。术后 2 周拆线，拆线 1 ～ 2 天后伤口愈合后方可沾水。

5．如何减轻患肢肿胀　术后也需要促进淋巴回流，减轻肢体肿胀。持续有效抬高患肢是性价比很高的方式。另外，在专业人士指导下可以配合使用手法淋巴引流、弹力绷带加压包扎、间歇性空气压力泵治疗或训练肢体肌肉收缩等方法促进淋巴回流，减少肢体肿胀。

6．居家皮肤护理　拆线 1 周后可用抗瘢痕类药物预防瘢痕。除手术切口区域外，仍需像术前一样进行润肤护理，增加皮肤的抗感染能力。淋巴水肿的发展和转归与皮肤感染密切相关，故需严密防护，预防蚊虫叮咬，防止外伤、晒伤、甲沟炎，预防真菌感染，避免提重物、测血压、长时间翘腿等加剧患肢淋巴回流受阻的动作，这也是淋巴水肿患者需终身维持的护理措施。

7．定期复查　术后 3 个月门诊复诊，与医护人员建立良好的随诊机制，终身受益。

温馨提示

以上内容供参考，请以医嘱为准。

慢性创面修复术

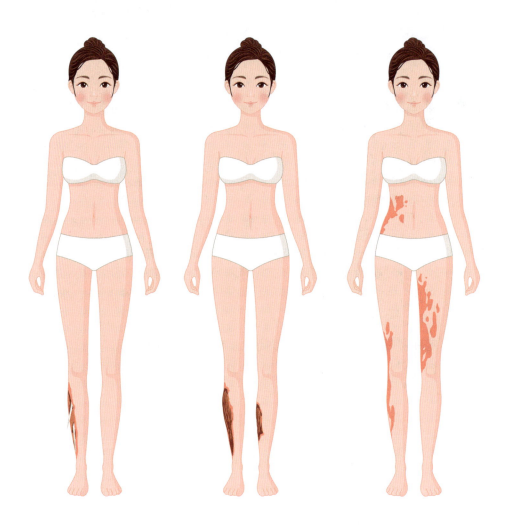

　　创面无法通过正常有序而及时的修复过程达到结构和功能上的完整状态，或经1个月以上治疗仍未愈合也无愈合倾向的，称为慢性创面。临床治疗方案涉及清创手术、负压封闭引流技术、生物敷料辅助下伤口换药、皮肤移植、局部皮瓣移植及游离皮瓣移植等。

⚲ 术前注意事项

1. 做好心理准备 慢性创面往往起病急，甚至威胁生命，要遵循以抢救为首，修复为辅的原则，必要时需多学科医护团队共同制定方案，请您在术前与医生充分沟通治疗方案，对手术过程和需多次修复的可能性有客观认知。

2. 了解手术风险 慢性创面患者常合并基础病，病情变化迅速，手术存在客观风险。由于创面复杂性，通常一次手术难以闭合创面，可能需要很长一段时间内的多次手术治疗。因此，请尽量到正规医疗机构就诊，配合多学科协作控制基础病因，减少各类并发症风险。

3. 做好自我病情观察 如出现局部创面疼痛加重、渗出增多，甚至局部出现恶臭气味或者不明原因的发热情况，请您及时与医护人员取得联系实施医疗干预，避免延误病情。

4. 配合完成术前检查

（1）常规检查：包括血常规、血生化、凝血及输血八项等血液检验，以及心电图、胸部 X 线等检查，以便了解您是否处于良好的身体状态，是否可以接受手术治疗。

（2）专科检查：包括手术区域局部影像学检测，如彩超、CT 三维重建、MRI、PET 及组织活检等，目的是提前了解您的手术区域及相关疾病的详细情况。如邻近重要器官，需提供相关科室诊疗意见，如眼周附近创面修复则需要提前完善眼科医生会诊。

（3）术前照相：多角度收集局部清晰图片资料，不仅能更好观察创面进展也能供手术效果前后对照。

5. 做好术前准备

（1）如自身患有心脏病、高血压、糖尿病等基础疾病，出现发热、上呼吸道感染症状及月经来潮，或者有药物过敏史，请在术前与医生充分沟通，以便医生评估您能否实施手术，或者为您更换更适合的治疗方案。同时需避开妊娠期。

（2）如果长期服用某些药物，也应在初诊时如实告知医生，如果长期服用抗凝、血管扩张等药物，应在术前停药 2 周，以防止术中出血过多。

（3）术前1周应戒烟、戒酒。

（4）皮肤准备：为减少术后感染的风险，请术前尽量保持术区皮肤清洁、干燥、完整。护士会根据医嘱为您术前1日剃除术区的毛发并指导您进行沐浴。

（5）肠道准备：如为局麻手术，请您在术前1日晚及术日晨进食少量易消化的食物。如果行全麻手术，请您在术前1日晚清淡饮食，晚上12时后至手术不再进食任何固体、液体食物，防止麻醉或手术过程中呕吐物吸入气管引起窒息或吸入性肺炎。

（6）配血：有出血风险患者，根据医生要求护士会于术前1日进行血液标本采集，以备术中及时补充血液制品。

（7）充足睡眠：为保证休息质量，如术前1日晚难以入睡，可向医护人员申请服用适量助眠的药物。

（8）术日晨准备：请您手术当日起床后清水洁面、清洁术区，如有义齿需取下，摘除眼镜、手表、发夹、耳环及项链等饰物，连同贵重物品交由家属妥善保管。

术后注意事项

1. 如何选择卧位 术后返回病室通常是麻醉清醒的状态，医护人员根据您麻醉恢复的情况，会协助您由去枕平卧位、高枕卧位、半卧位到端坐卧位逐渐过渡。进食水后可以取半卧位，建议床头抬高30°，手术当日床上活动，鼓励床上肢体活动，预防血栓发生。术后下地活动时间遵照医嘱执行，术后第一次下地注意循序渐进，从床上坐起→床旁半坐→床旁站立→床旁早期活动，注意专人看护，防止跌倒外伤。如遇四肢肢体及关节处创面，必要时行康复复健治疗。

2. 如何喝水进食 如果是局麻手术，手术后如无恶心、呕吐等胃部不适症状，可以立刻开始喝水、进食。如果是全麻手术，待麻醉完全清醒后（术后4~6小时）就可以逐渐开始喝水、进食。喝第一口水后间隔几分钟，如无胃部不适，就可以逐渐增加喝水的量到正常状态；初次进食以易消化流食为主，遵照循序渐进的原则，避免食物快速大量进入胃部引起不适。术后根据疾病康复状态可逐渐过渡为普食，避免食用辛辣食物，禁止饮用可乐、浓茶、咖啡及酒，以免影响伤口愈合。

3．如何护理伤口 保持伤口清洁干燥，如有渗出液体超过所盖敷料 3/4，及时更换敷料，出院前对于伤口换药频率应该与医生提前进行沟通。

4．如何护理管路 保持管路通畅、妥善固定，活动时注意防止意外脱管。观察引流液的量及性质，如引流量快速增多、颜色呈现鲜血状，及时告知医护人员。

5．出现恶心、呕吐如何应对 术后出现恶心、呕吐，通常是麻醉药物不良反应作用，麻醉作用消失后可自行停止。请无须紧张，呕吐时头偏向一侧，防止呕吐物进入呼吸道引起窒息。严重者可以遵医嘱使用止吐药物。

6．术后合并腹胀症状如何处理 手术后腹胀多因胃肠蠕动受抑制所致，早期下地活动可以促进肠蠕动，另外避免进食产气食物如奶类、豆类等，可向医护人员咨询行腹部按摩或药物通便治疗。

7．出现疼痛怎么办 有效的疼痛控制利于快速康复。如出现伤口疼痛，请主动告知医护人员，并详细描述疼痛的部位、性质及程度，以便医护人员协助您查找疼痛原因。疼痛剧烈时可以使用止痛药物治疗，医护人员会控制止痛药的用量及频率，不必担心药物依赖。

8．何时拆线洗澡 正常情况下，面部手术 5 ~ 7 天拆线，四肢及腹部手术 10 ~ 14 天拆线。拆线后 1 ~ 2 天愈合良好方可沾水，1 周后可用抗瘢痕类药物预防瘢痕。

9．按时复诊 很多创面非一次手术治疗即可痊愈，请与主诊医生保持联系，及时复诊；另外很多创面如糖尿病足、压力性损伤、静脉性溃疡、免疫相关创面等很容易复发，积极治疗基础病和原发病，遵医嘱服药、治疗，做好随诊，预防复发。

温馨提示

以上内容供参考，请以医嘱为准。